365 Brain Fitness
365 브레인 피트니스

박흥석
- 현) 베리브레인 심리센터 부대표
- 연세대학교 보건대학 작업치료학과 박사 수료
- 전) 삼성서울병원 재활의학과 작업치료사
- 전) 더봄 뇌건강 신경심리센터 & 인지재활연구소 작업치료사

안이서
- 현) ㈜더봄 뇌건강 신경심리센터 & 인지재활연구소 대표
  한양사이버대학교대학원 상담 및 임상심리 겸임교수
- 성균관대학교 대학원 인지심리학 박사
- 전) 삼성서울병원, 서울아산병원, 인하대병원, 국민건강보험 일산병원 신경심리사
- 전) 더봄 뇌건강 신경심리센터 & 인지재활연구소 소장

이혜미
- 현) 베리브레인 심리센터 대표
- 아주대학교 대학원 임상심리학 석사
- 전) 삼성서울병원 신경과 임상심리전문가 수련
- 전) 국민건강보험공단 일산병원, 삼성서울병원, 강남세브란스병원 임상심리전문가
- 전) 더봄 뇌건강 신경심리센터 & 인지재활연구소 총괄 대표

매일매일 뇌의 근력을 키우는 치매 예방 문제집

365 Brain Fitness
365 브레인 피트니스

박흥석 · 안이서 · 이혜미 지음

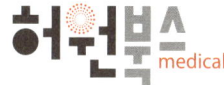

추천사

진료실에서 치매를 걱정하는 환자와 보호자들에게 제가 늘 들려주는 말이 있습니다. 두뇌활동을 많이 하고, 신체 운동을 꾸준히 하며, 사회활동을 유지해 나가라는, 어찌 보면 다분히 상식적인 이야기입니다. 많은 역학 연구를 통해 어느 정도 효능이 입증된 방법이지만, 설명을 마치고 나면 언제나 마음 한구석에 부족함이 자리합니다. 도대체 무엇을 구체적으로 어떻게 하라는 말인지 듣는 이의 입장에서는 답답할 것을 알기 때문입니다.

"사람들이 치매 예방을 위해 집에서 손쉽게 할 수 있는 것은 없을까?" 마땅한 방법이 없어 아쉬워하던 차에 《365 브레인 피트니스》를 접하게 되었습니다. 이 책은 치매를 예방하고 진행을 막기 위한 인지훈련 학습지, 즉 치매 예방 문제집입니다. 1년 365일 매일 3쪽씩 재미있는 문제를 풀도록 구성되어 있지요. 문제들은 기억력, 언어, 시공간 능력, 전두엽 기능 등 두뇌의 전체 영역을 골고루 사용하도록 다채롭게 만들어져 있습니다.

치매는 누구에게나 찾아올 수 있는 반갑지 않은 손님입니다. 특히 스트레스가 많은 현대사회에서 그 발병 위험은 갈수록 높아지고 있지요. 뇌 운동이 중요한 이유가 바로 여기에 있습니다. 매일 규칙적으로 뭔가를 하며 머리를 쓰는 일은 뇌를 튼튼하게 하는 운동(brain fitness)이 됩니다. 이러한 운

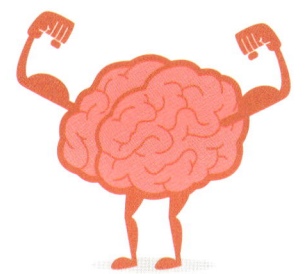

동은 뇌 건강을 유지하는 데 매우 큰 효과를 내지요.

사실 평생교육이라는 마음가짐으로 두뇌 운동을 게을리하지 않는 것이야말로 뇌 건강을 유지하는 비결 아닌 비결이라 할 수 있을 것입니다. 그런 의미에서 이 책은 치매를 두려워하는 분들에게 매우 유용한 학습지가 될 것으로 생각합니다.

특히 50세 이상 성인 중에서 기억력 저하를 걱정하거나 가벼운 인지장애가 있는 분이라면 이 책을 이용해 보시라고 권하고 싶습니다. 잠시 짬을 내어 매일 문제를 풀어 보는 것만으로도 치매 예방을 위한 좋은 투자가 될 것입니다.

이재홍
서울아산병원 신경과 교수

들어가며

★ 치매란 무엇인가요?

치매란 기억장애를 포함하여 여러 인지기능(언어 능력, 시공간 능력, 전두엽 집행기능)에 장애가 발생하고, 이런 인지장애가 일상생활을 하는 데 지장을 주는 것을 말합니다. 다시 말해 인지장애로 가사생활, 취미생활, 직장생활, 사회생활을 이전처럼 혼자 해낼 수 없고, 다른 사람의 도움이 필요한 상태를 의미합니다.

★ 치매는 어떻게 진행되나요?

치매는 뇌졸중, 감염, 뇌외상 등으로 갑자기 오기도 하지만, 알츠하이머병(Alzheimer's disease)과 같은 경우 대부분 서서히 나타납니다. 그 과정은 보통 '정상 → 주관적 인지장애 → 경도인지장애 → 치매'의 순으로 점진적으로 진행되지요. 현재 자신의 상태가 어느 단계에 이르렀는지 판단하기 위해서는 다음의 세 가지 질문을 해봐야 합니다.

첫째, 기억력 등의 인지장애를 호소하는가?
둘째, 객관적인 인지기능검사(신경심리검사)에서 장애가 나타나는가?
셋째, 일상생활 수행능력에 문제가 있는가?

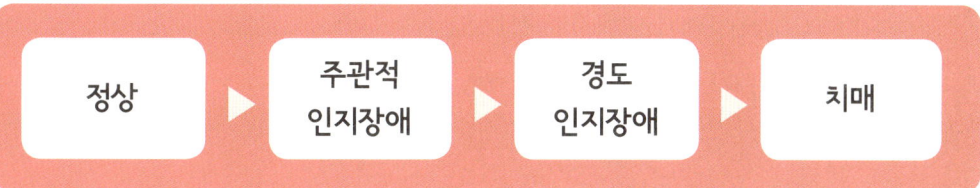

 이 세 질문에 따라 각 단계의 상태를 살펴보면, '정상'은 본인이 기억력이나 다른 인지기능의 문제를 주관적으로 호소하지 않고, 객관적인 신경심리검사에서 문제가 나타나지 않으며, 일상생활 수행능력에도 어려움이 없는 상태를 의미합니다.

 '주관적 인지장애'는 본인이 기억력이나 다른 인지기능의 문제를 주관적으로 호소하지만, 객관적인 신경심리검사에서는 문제가 나타나지 않고, 일상생활 수행능력도 이전과 같이 잘 유지되는 상태를 말합니다. 정상적인 노화 과정으로 볼 수 있지요.

 '경도인지장애'는 치매의 전조 증상을 보이는 단계이기에 주의를 필요로 합니다. 본인 스스로 기억력이나 다른 인지기능에 문제가 있음을 인지하며, 직장 동료나 가까운 보호자처럼 제3자의 눈에도 이상 징후가 감지됩니다. 객관적인 신경심리검사에서도 인지기능의 문제가 발견되나, 일상생활을 하는 데 영향을 미칠 정도는 아니어서 이전과 같은 생활은 유지할 수 있는 상태입니다. 연구마다 조금씩 차이가 있기는 하지만, 65세 이상의 노인 가운데 경도인지장애의 유병률은 약 25%이며, 매년 이들 중 약 10~15%가 치매로 발전하는 것으로 알려져 있습니다. 따라서 경도인지장애 단계라고 해서 안심할 것이 아니라, 치매 예방을 위한 치료 및 보호자의 지속적인 관심이 필요합니다.

 '치매'는 본인은 물론이고, 보호자가 보더라도 기억력이나 다른 인지기능의 문제가 뚜렷이 인식되고, 객관적인 신경심리검사에서도 인지장애가 여러 영역에 걸쳐 관찰되며, 이러한 인지장애로 인해 혼자서 일상생활을 수행할 수 없는 상태를 의미합니다.

★ 치매의 원인과 종류는 무엇인가요?

많은 사람이 '치매'를 '병명'으로 알고 있습니다. 하지만 '치매'는 위에서 설명한 것처럼 인지기능에 심각한 장애가 발생하고, 이로 인해 혼자 일상생활을 할 수 없는 '상태'를 의미하는 용어입니다. 이런 '치매' 상태를 발생시키는 질환은 매우 다양합니다. 여러 연구를 통해 지금까지 발견된 질환의 수만 약 50여 종에 이르지요. 우리가 익히 잘 알고 있는 '알츠하이머병' 또한 치매를 일으키는 원인 중 하나입니다. 이처럼 원인이 되는 병이 다양하다 보니, 환자마다 치매로의 진행 양상이 제각각이고, 치료 방법도 달라집니다. 원인 질환에 따라 상태가 계속해서 나빠지고 이전 모습으로 되돌아가지 않는 퇴행성 치매가 있는가 하면, 재활이나 약물을 통해 치료가 가능한 치매도 있습니다.

아래에 치매를 일으키는 다양한 원인 질환 가운데 대표적인 질환 몇 가지를 소개합니다.

• 알츠하이머병 (Alzheimer's disease)

알츠하이머병은 퇴행성 치매의 대표적인 질환입니다. 치매의 절반 이상이 알츠하이머병으로 인해 나타나지요. 이 병에 걸리면 뇌에 아밀로이드(amyloid)라는 이상 단백질이 생겨나고 쌓이면서 정상 뇌세포가 손상됩니다. 진행은 서서히 이루어지는데, 제일 먼저 기억장애가 발생합니다. 이후 이름 대기 장애, 계산 능력의 저하, 방향감각의 저하가 나타나고, 나중에는 남을 의심하거나 공격적인 행동을 보이는 행동장애가 동반됩니다. 그리고 이러한 증상들이 심해지면서 종국에는 독립적으로 일상생활을 할 수 없게 됩니다.

• 혈관 치매 (Vascular dementia)

혈관 치매는 뇌졸중(뇌출혈, 뇌경색)과 같은 뇌혈관 질환에 의하여 뇌 조직이 손상을 입어 치매가 발생하는 경우를 총칭합니다. 종류가 매우 다양한데, 대표적으로는 뇌로 향하는 큰 혈관들이 반복적으로 막히면서 생기는 다발성 뇌경색 치매(multi-infarct dementia), 한 번의 뇌경색으로 인하여 치매가 생기는 전략적 뇌경색 치매(single strategic infarct dementia), 작은 혈관의 막힘이 반복되어 서서히 치매가 생기는 피질하 혈관 치매(subcortical vascular dementia)가 있습니다.

혈관 치매는 갑자기 발생하는 경우가 많으며, 상당 부분 진행되고 나서야 증상이 인지되는 알츠하이머병과 달리 초기부터 한쪽 신체의 마비 증상, 구음장애, 보행장애, 시야장애 등 신경학적인 증상을 동반하는 경우가 많습니다. 뇌졸중이 발생하였다고 해서 반드시 혈관 치매가 되는 것은 아니며, 뇌졸중 발생 후에 객관적인 신경심리검사에서 인지장애가 관찰되며, 이런 인지기능의 문제로 인해 혼자 일상생활을 하기 어려운 상태일 때 혈관 치매로 진단될 수 있습니다. 뇌졸중이 발생했을 당시에는 인지기능에 문제가 발견되었더라도 시간이 지남에 따라서 호전되는 경우도 있기 때문에, 일정 시간이 지난 후에 자세한 신경심리검사를 통해 인지기능의 문제를 확인해야 합니다.

• **전두측두치매 (Frontotemporal dementia)**

전두측두치매는 두뇌의 전두엽에서부터 측두엽까지 위축이 발생하여 이로 인해 인지장애가 생기는 것을 말합니다. 첫 증상은 주로 성격 변화나 이상행동으로 나타나며, 판단력이 떨어지고 감정 조절 및 충동 억제가 잘되지 않아 사람들과의 관계에서 문제가 생기고, 보호자를 곤란하게 하는 경우가 많습니다. 평균 발병 연령은 50-60대로 젊은 편입니다.

★ 뇌의 구조와 역할은 무엇인가요?

아주 오래전 사람들은 인간의 생각과 행동의 원천이 심장이라고 생각했습니다. 그러나 뇌 과학이 발전함에 따라 그것이 심장이 아닌 뇌가 하는 일이라는 것이 밝혀졌지요. 말하고, 기억하고, 판단하는 인간의 모든 행동은 바로 우리 몸무게의 2%밖에 되지 않는 뇌의 활동으로 결정됩니다.

더불어 뇌 과학은 뇌의 구조와 기능 또한 밝혀내었습니다. 인간의 뇌는 상황에 따라서 여러 구조가 동시에 협력하여 기능하기도 하지만, 기본적으로는 각자 서로 다른 기능을 맡으며 분화되어 있습니다. 대표적인 예가 바로 왼쪽 뇌(좌반구)와 오른쪽 뇌(우반구)입니다.

왼쪽 뇌

왼쪽 뇌는 주로 언어와 관련된 기능을 맡고 있습니다. 역사적으로 볼 때 뇌의 인지기능에 대한 연구는 언어에서 시작되었습니다. 따라서 언어기능을 맡는 뇌를 '우세반구'라고 부릅니다. 언어기능이란 사람들과 대화할 때 자신이 하고 싶은 말을 유창하게 표현하고, 상대의 말을 이해하여 상황이나 문장에 맞게 단어를 표현하는 능력을 의미합니다. 학습된 언어를

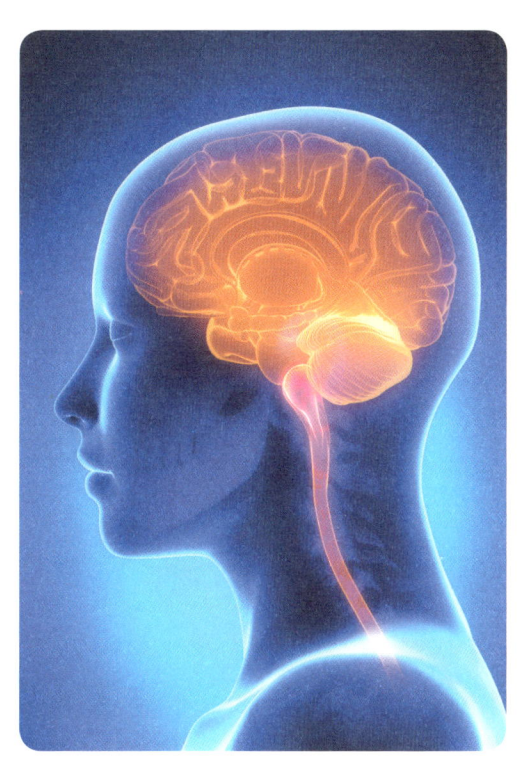
읽고 쓰는 것 또한 포함되지요.

왼쪽 뇌가 하는 일 중 무엇보다 중요한 것은 말이나 글로 이루어진 정보를 듣고 저장한 뒤, 필요할 때 꺼내어 쓸 수 있도록 하는 일입니다. 즉, 왼쪽 뇌는 언어적 정보의 학습과 기억 면에서 핵심적인 역할을 맡고 있습니다.

대부분의 사람은 왼쪽 뇌가 우세반구이며, 오른손잡이 중 96%가 왼쪽 뇌에서 언어기능을 맡고 있습니다. 그렇다면 왼손잡이인 사람은 어떨까요? 많은 사람이 왼손잡이는 오른손잡이와 반대로 오른쪽 뇌에서 언어기능을 맡고 있을 거라고 오해합니다. 그러나 왼손잡이도 70%의 사람들은 왼쪽 뇌에서 언어기능을 맡고 있습니다.

그 밖에도 왼쪽 뇌는 숫자의 계산, 자기 신체의 위치나 이름을 인식하는 일, 도구를 사용하는 방법을 익히고 필요할 때 이를 자연스럽게 사용하도록 하는 일 등 다양한 역할을 맡고 있습니다. 예를 들어 똑같이 젓가락을 보았을 때 우리나라 사람과 서양인의 반응이 어떻게 다를지 한번 떠올려 보세요. 처음 본 젓가락을 어떻게 쓸지 몰라 당황해하는 서양인과 달리, 우리나라 사람은 능숙하게 사용할 수 있을 것입니다. 심지어 젓가락으로 물건을 집는 것을 떠올리기만 해도 뇌가 반응하여 손이 저절로 움직이지요. 그 역할을 왼쪽 뇌가 담당하고 있습니다.

오른쪽 뇌

오른쪽 뇌는 비언어기능을 담당하고 있습니다. 역사적으로 오른쪽 뇌는 비언어기능을 담당하는 '비우세반구'이기 때문에 언어기능을 담당하는 왼쪽 뇌보다 상대적으로 덜 주목을 받았습니다. 그래서 오른쪽 뇌의 기능 연구는 비교적 늦게 이루어졌습니다.

오른쪽 뇌의 기능은 시각적·공간적 정보의 처리와 관계가 있습니다. 사물을 보고 그것이 무엇인지, 또는 사람을 보고 그가 누구인지 알아보는 '무엇what'에 대한 정보처리를 맡고 있지요. 또한 약도나 그림과 같은 2차원 공간에서 사물의 위치를 찾거나, 3차원 공간 내에서 길을 잃지 않고 목적지까지 찾아갈 수 있도록 하는 '어디where'에 대한 정보처리도 담당합니다. 오른쪽 뇌는 이렇게 처리된 시공간 정보를 저장한 뒤에 나중에 필요할 때 꺼내어 쓸 수 있도록 해 줍니다. 시각적 기억 면에서 중요한 역할을 하는 셈이지요. 우리가 갔던 길을 잃어버리지 않고 다음에 다시 찾아갈 수 있는 것도 모두 오른쪽 뇌가 잘 작동한 덕분입니다.

더불어 오른쪽 뇌는 정서나 음악, 미술과 같은 예술적 활동에서도 핵심적인 역할을 합니다.

★ 대뇌는 어떻게 구성되어 있을까?

사람의 뇌는 우리 몸무게의 2% 밖에 차지하지 않지만 심장에서 20%의 혈액을 공급받고 신체가 사용하는 에너지의 25%를 소비하는 부분입니다. 대뇌의 내부 구조를 살펴보면 바깥쪽에 있는 회백질이라는 부분과 안쪽에 있는 백질이라는 부분으로 나눌 수 있습니다. 둘 중에서 바깥쪽에 있는 회백질 부분이 중요한데 이 부분이 바로 인지기능을 담당합니

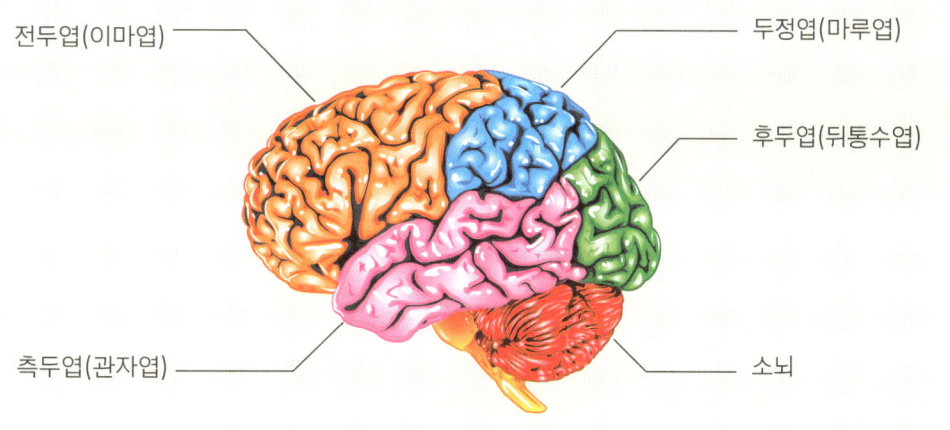

다. 백질은 멀리 떨어져 있는 뇌의 바깥쪽 부분들끼리 정보를 주고 받을 수 있도록 연결해 주는 역할을 합니다. 뇌의 표면이라고 할 수 있는 회백질은 평평한 구조로 되어 있지 않고 구불구불하게 주름져 있어서 더 많은 정보를 효과적으로 처리할 수 있게 만들어져 있습니다. 위쪽으로 올라온 부분은 이랑이라고 부르고 계곡처럼 안쪽으로 들어가 있는 부분을 고랑이라고 부릅니다. 대뇌는 비교적 크게 움푹 들어간 고랑을 따라서 몇 개의 구조물로 나눌 수 있습니다. 가장 앞쪽에 있는 부분을 전두엽(이마엽)이라 부르는데 전두엽은 어떤 목표를 설정하고, 그 목표를 이루기 위해 계획하고, 전략을 짜는 역할을 하고 상황을 판단하고 결정하는 것과 같은 역할을 하게 됩니다. 뇌의 관리자와 같은 역할을 맡고 있다고 할 수 있습니다. 전두엽의 뒤쪽에 있는 부분을 두정엽(마루엽)이라고 부르는데 왼쪽 두정엽은 계산하기, 읽고 쓰기, 도구사용과 관련된 기능, 오른쪽 두정엽은 길찾기 같은 '어디'와 관련된 정보처리를 담당하게 됩니다. 양쪽 귀 옆에 있는 측두엽(관자엽)의 안쪽 깊숙한 곳에 해마라는 중요한 부분이 있는데, 이 부분은 새로운 정보를 학습하고 저장하는 데 핵심적인 역할을 하게 됩니다. 뇌의 가장 뒤쪽에 있는 후두엽(뒤통수엽)은 눈으로 들어온 시각적 정보를 받아서 처리하는 데 중요한 역할을 하게 됩니다.

★ 인지기능과 뇌

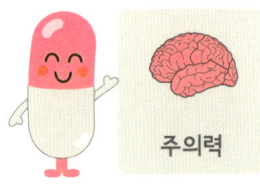
주의력은 모든 인지과제를 수행하는 데 있어 기본이 되는 필수 기능으로, 문제를 푸는 동안 주의가 분산되지 않도록 집중력을 발휘하게 해 줍니다. 특정 영역을 떠나 모든 뇌 영역이 주의력과 관련되어 있다고 볼 수 있습니다.

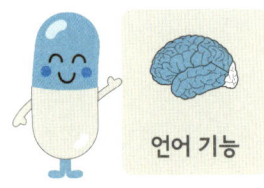
언어기능은 대화할 때 말을 유창하게 하고, 상대의 말을 잘 이해하며, 단어를 적절하게 표현하는 능력을 말합니다. 뿐만 아니라 읽고, 쓰고, 계산하는 능력까지 포함하지요. 주로 왼쪽 뇌의 기능과 관계가 있습니다. 왼쪽 뇌의 전두엽(이마엽)은 말하기, 측두엽(관자엽)은 언어 이해하기, 단어 말하기, 두정엽(마루엽)은 읽기, 쓰기, 계산하기 등을 담당합니다.

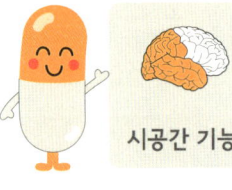
시공간기능은 시각적으로 제시되는 2차원 그림 혹은 물체를 지각하고 인식하는 능력부터, 3차원 공간에서 길을 찾거나 레고 블록을 조립하는 등의 능력을 모두 포함합니다. 주로 오른쪽 뇌의 기능과 관계가 있습니다. 오른쪽 뇌의 측두엽(관자엽)은 물체를 지각하고 인식하는 능력, 두정엽(마루엽)은 공간에서 길을 찾거나 블록을 조립하는 능력을 담당합니다.

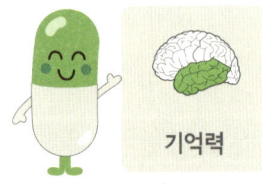
기억력은 새로운 정보를 학습하여 잘 저장해 두었다가 나중에 필요할 때 다시 꺼내어 사용하게 하는 기능입니다. 크게 언어 정보를 기억하는 언어적 기억력과 시각 정보를 기억하는 시각적 기억력으로 나눌 수 있습니다. 주로 해마를 포함하는 양쪽 측두엽(관자엽)이 담당하는데, 왼쪽 측두엽(관자엽)은 언어적 기억력과, 오른쪽 측두엽(관자엽)은 시각적 기억력과 관계가 있습니다.

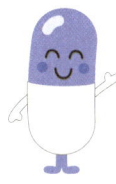 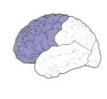

전두엽 기능

전두엽기능은 다른 말로 집행기능이라고 불려지는데, 세상을 살아가면서 목표를 세우고, 목표에 도달하기 위한 계획을 짜고, 그중에서 가장 좋은 방법을 선택하고, 실제로 실행을 하고, 실행한 방법이 잘 되었는지 평가하는 모든 과정과 관련된 기능입니다. 따라서 뇌의 오른쪽, 왼쪽 전두엽(이마엽)이 모두 관련될 수 있습니다.

★ 신경세포(neuron)는 어떻게 생겼나요?

사람의 신경계는 중추신경계와 말초신경계로 이루어져 있는데, 뇌는 그 중에서도 중추신경계에 속해 있습니다. 그리고 이런 신경계를 구성하는 가장 작은 단위가 바로 '신경세포(neuron)'입니다. 사람의 뇌는 약 1천억 개의 신경세포가 조직적으로 연결된 구조를 띠고 있습니다. 신경세포는 '세포체', '수상돌기', '축삭'이라는 구조물로 이루어져 있으며, 신경세포 간의 연결 부위를 '시냅스'라 부르는데, 각각의 신경세포들이 이를 통해 서로 정보를 주고받을 수 있습니다.

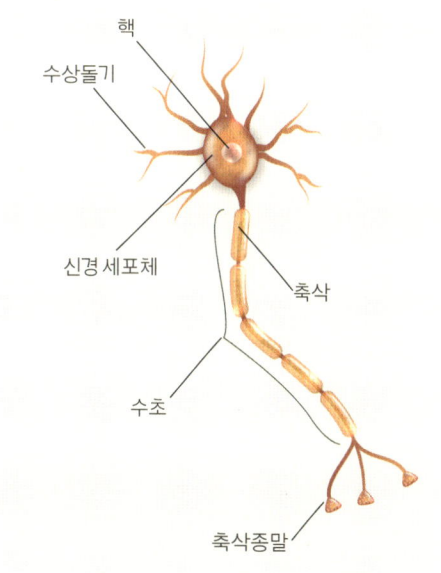

그 과정을 자세히 살펴보면, 우선 자극을 받은 신경세포가 전기신호를 만들어 세포 내에서 전기적 메시지를 전달합니다. 이렇게 만들어진 전기신호는 신경전달물질이라는 화학적 메시지로 바뀌어 다른 신경세포로 전달되지요. 이러한 메시지 전달은 시냅스라는 연결고리가 빽빽하게 많을수록, 또 연결된 신경세포가 손상 없이 튼튼할수록 더 빠르게 전달되어 뇌가 효율적으로 기능하게 됩니다. 반대로 노화나 질병으로 인해 신경세포가 손상되었거나, 시냅스 연결이 끊어졌거나 느슨할수록 뇌 기능이 제대로 작동되지 않고 효율이 떨어집니다.

★ 인지훈련이 중요한 이유는 무엇인가요?

과연 뇌도 훈련을 통해 튼튼해질 수 있을까요? 마치 신체 운동을 하면 몸의 기능이 향상되는 것처럼 말입니다. 이처럼 인지훈련은 인지기능을 향상시키기 위해 지속적인 뇌 운동을 하는 활동을 의미합니다. 기억력, 집중력, 시공간 능력, 언어 능력 및 문제 해결 능력 등 다양한 인지기능을 집중적으로 훈련해 기능을 향상하거나 유지하는 것이지요.

과거에는 인간의 뇌 기능은 나이가 들수록 저하되고, 한 번 저하된 기능은 다시 되돌릴 수 없다는 생각이 지배적이었습니다. 하지만 최근 과학기술과 뇌 연구의 발달로 뇌 가소성(뇌가 변화할 수 있다)에 대한 연구가 활발히 이루어지면서, '뇌는 일생동안 변화하며, 학습과 환경의 변화를 통해 뇌의 변화를 이끌어낼 수 있다'는 증거들이 대거 등장하였습니다. 그리고 이제 뇌는 한 번 안정화되면 변화하지 않는 기관이 아니라, 우리의 노력을 통해 변화시킬 수 있는 기관으로 인식되고 있습니다.

최근 축적된 연구 결과들을 보면, 노년기에서도 뇌 가소성의 잠재력이

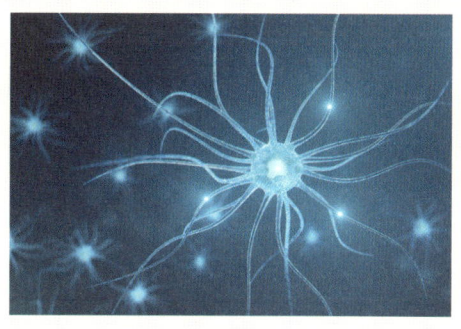 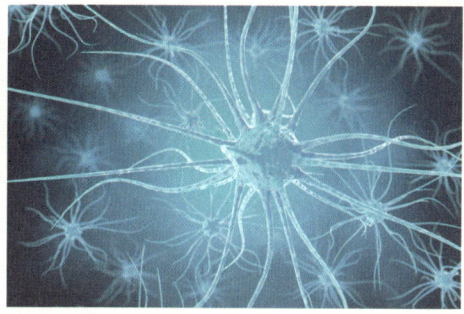

지속적인 인지훈련을 할 때 뇌 속에서 일어날 수 있는 신경망 변화(시냅스 증가)

발견되었으며, '인지훈련이 노년기의 인지기능 저하를 막을 수 있고, 치매의 발병을 늦추는 효과를 보였다'는 보고도 다수 등장합니다. 초기 치매와 경도인지장애 환자를 대상으로 한 연구들 역시 '인지훈련이 저하된 인지기능을 회복시키는 데 효과가 있다'고 밝히고 있으며, 뇌 영상 분석과 같은 최신 기술을 통해 뇌의 직접적인 변화가 입증되기도 했습니다.

이런 맥락에서 기억력, 주의력, 언어 능력 등과 같은 여러 가지 인지훈련 과제를 꾸준히, 그리고 열심히 수행하면 신경세포 간의 연결고리가 튼튼해지고(시냅스의 수가 증가하고), 뇌세포 수가 증가하는 등 뇌에 변화가 일어납니다. 그리고 이러한 변화는 인지기능의 향상으로 이어집니다.

더욱 놀라운 것은 이런 뇌의 변화가 젊은 사람뿐 아니라 노인에게서도 나타난다는 사실입니다. 그렇기 때문에 꾸준하게 인지훈련을 반복한다면 우리 뇌의 시냅스 연결고리를 더욱 튼튼하게 만들 수 있고, 노화로 인해 뇌 기능이 저하되어 치매에 이르는 일 역시 막을 수 있을 것입니다.

★ 치매 예방 문제집 《365 브레인 피트니스》 활용방법

치매 예방 문제집《365 브레인 피트니스》는 뇌의 전반적인 영역을 모두 활용할 수 있도록 인지기능을 향상시킬 수 있는 다양한 문제들로 구성되어 있습니다. 목표는 매일 3쪽씩 꾸준히 문제를 푸는 것으로, 하루는 주의력, 언어기능, 시공간기능, 전두엽기능 중 3개의 인지기능을 훈련할 수 있도록 구성되어 있고, 또 하루는 기억력 훈련이 필수적으로 포함되어 있으며, 주의력, 언어기능, 시공간기능, 전두엽기능 중 1개의 인지기능을 함께 훈련할 수 있게 되어 있습니다.

매일 꾸준히 신체적인 운동을 하면 점차 몸에 근육이 생겨 튼튼해지고 건강을 오래도록 유지할 수 있습니다. 마찬가지로 뇌 운동도 매일 꾸준히 하면 뇌에 근육이 만들어집니다. 인지기능 향상에 도움이 되는 문제들을 푸는 것만으로 뇌 기능을 향상할 수 있다는 말입니다. 365일 동안 꾸준히 브레인 피트니스를 실천함으로써 뇌를 튼튼하게 만들고 뇌 건강을 유지하도록 돕는 것이 이 책의 목적입니다.

누구나 손쉽게 뇌를 단련하자!

치매는 눈에 보이지 않게 서서히 진행되며, 뇌에서 문제가 발생한 지 약 10여 년이 지나서야 겉으로 문제가 드러나는 경우가 많습니다. 그렇다면 어떻게 치매를 막을 수 있을까요? 치매 예방의 가장 좋은 길은 남아 있는 건강한 뇌세포를 잘 관리하는 것입니다. 따라서 일찍부터 브레인 피트니스를 시작하는 것이 좋습니다.

《365 브레인 피트니스》는 치매 예방을 원하는 분이나 현재의 인지기능을 잘 유지하여 건강한 노후를 보내길 원하는 분들을 위해 만들어졌습니다. '요즘 자꾸 깜박깜박하는데 이게 혹시 치매는 아닐까?', '나중에 내가 혹시 치매 환자가 되는 건 아닐까?'라고 걱정만 하고 계시는 분이 있다면 아직 늦지 않았으니 지금 바로 브레인 피트니스를 시작하시면 됩니다.

매일 20분 정도의 시간을 투자하여 정해진 분량의 문제를 풀어 보세요. 물론 시작이 반이라는 말이 있긴 하지만, 치매 예방 문제집《365 브레인 피트니스》의 핵심은 "매일", "꾸준히" 하는 것입니다. 매일 꾸준히 해야만 의미 있는 변화가 일어나기 때문에 하루도 빠짐없이 뇌 운동을 하는 것이 중요합니다. 그러기 위해서는 꾸준한 노력이 필요합니다.

이 책에는 다양한 난이도의 문제가 섞여 있기 때문에 어떤 문제는 너무 쉽게 느껴질 수 있고, 또 어떤 문제는 너무 어렵게 느껴질 수도 있습니다. 다양한 난이도의 문제를 풀어 보는 것이 뇌에 자극이 되고 도움이 되므로, 쉬운 문제는 가벼운 마음으로 풀어 보시고 어려운 문제는 도전하는 마음으로 풀어 보시기 바랍니다. 문제를 다 풀기 전에 성급하게 답안지를 보지 마시고, 최대한 답을 찾고자 노력하여 하루의 분량을 다 마친 후에 답을 확인해 보세요. 정답을 맞히는 것도 좋은 훈련이 되지만 왜 틀렸는지 이유를 확인하고 찾아가는 과정 역시 훌륭한 뇌 훈련이 되기 때문에 틀렸다고 실망하거나 좌절하지 않으셨으면 합니다. 열심히 고민해 보아도 틀린 부분이 이해가 되지 않는다면 가족들(배우자, 자녀, 손주 등) 또는 친구에게 질문하여 꼭 이해하고 넘어가세요. 뇌에 더욱 단단한 근육이 생기게 될 것입니다.

치매 예방 문제집《365 브레인 피트니스》는 한 권당 한 달 동안 풀 수 있는 문제를 담았으며, 총 12권의 책으로 구성될 예정입니다.

부디 이 책을 통해 건강하고 활기찬 노년을 즐기시길 바랍니다.

저자 일동

일러두기 - 꼭 읽어주세요!

1. 《365 브레인 피트니스》는 **한 권당 1개월** 과정입니다.

2. 《365 브레인 피트니스》는 **하루에 3쪽씩** 주의력, 언어기능, 시공간기능, 기억력, 전두엽기능 중 2~3개의 인지기능을 매일 훈련할 수 있는 문제로 만들어졌습니다.

3. 《365 브레인 피트니스》는 **다양한 난이도**의 문제가 섞여 있습니다. 다양한 난이도의 문제를 풀어 보는 것이 뇌에 자극이 되고 도움이 되기 때문입니다.

4. 《365 브레인 피트니스》는 **문제를 다 풀기도 전에 성급하게 답안지를 확인하지 않는 것**을 권합니다. 정답을 맞히는 것도 좋은 훈련이 되지만 왜 틀렸는지 이유를 확인하고 찾아가는 과정 역시 훌륭한 뇌 운동이 될 수 있습니다. 답을 맞히지 못했다고 실망하거나 좌절하지 마시고, 주위 분들에게 질문하여 꼭 이해하고 넘어가세요. 뇌에 더욱 단단한 근육이 생기게 될 것입니다.

5. 《365 브레인 피트니스》는 **"매일"**, **"꾸준히"** 하는 것이 **핵심**입니다. 1년 365일 동안 브레인 피트니스(뇌를 튼튼하게 하는 운동)를 실천함으로써, 건강한 뇌를 유지하는 데 도움을 받으실 수 있을 것입니다.

365 Brain Fitness

365 브레인 피트니스

06

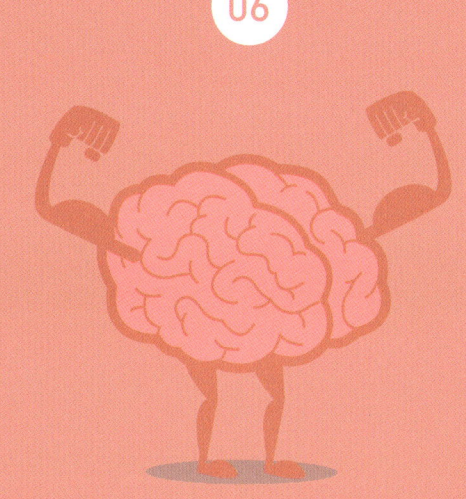

튼튼하고 건강한 뇌를 위해
1년 365일 매일매일 꾸준히 문제를 풀어보세요!

자, 그럼 시작해볼까요?

1일

날짜: _____ 년 ___ 월 ___ 일 ___ 요일   날씨: _____
시작 시각: ___ 시 ___ 분   마친 시각: ___ 시 ___ 분

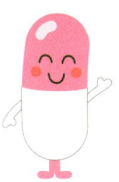
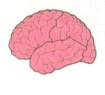

주의력

다음은 사다리 타기 게임입니다. 그림을 보고 아래의 질문에 답해 보세요. 가능하면 손이나 연필을 사용하지 마시고 눈으로만 보고 답을 찾아보세요.

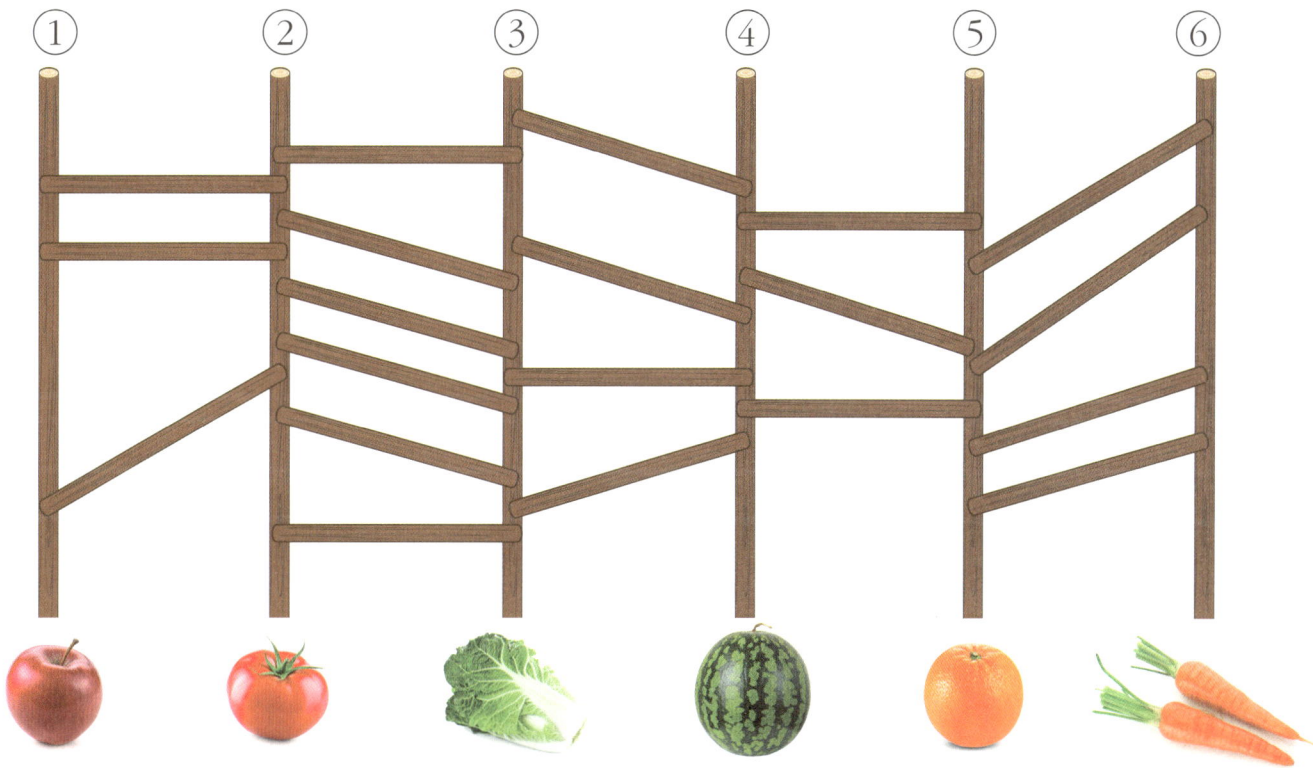

1. 숫자 ①을 따라가면 무엇이 나오나요?   (   )

2. 숫자 ③을 따라가면 무엇이 나오나요?   (   )

3. 사과가 나오는 숫자는 몇 번인가요?   (   )

4. 수박이 나오는 숫자는 몇 번인가요?   (   )

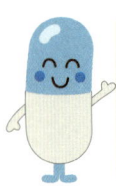 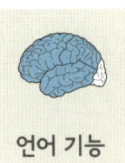

언어 기능

다음을 읽고 내용이 맞으면 '예'에, 틀리면 '아니오'에 ○ 표시해 보세요.

1. 수박이 멜론보다 크다.   예 / 아니오

2. 물 1*l*가 물 500*ml*보다 적다.   예 / 아니오

3. 기린의 키는 사슴보다 크다.   예 / 아니오

4. 비행기가 기차보다 빠르다.   예 / 아니오

5. 모든 사과는 빨간색이다.   예 / 아니오

6. 바람은 느낄 수 없다.   예 / 아니오

7. 나뭇잎은 물에 뜨지 않는다.   예 / 아니오

8. 사과와 밤은 둘 다 나무 열매다.   예 / 아니오

9. 자동차와 차도의 관계는 비행기와 하늘의 관계와 다르다.

   예 / 아니오

10. 야생에서 사슴은 사자에게 잡아먹힌다.   예 / 아니오

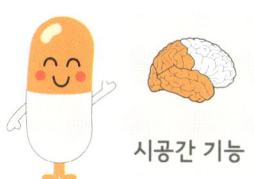

보기 를 참고하여 ( )에 정답을 적어 보세요.

> 보기 '가'에서 '자'로 가기 위해서는 오른쪽으로 2칸, 아래쪽으로 2칸 가야 한다.

가	나	다
라	마	바
사	아	자
차	카	타

1. '차'에서 '나'로 가기 위해서는 ( )쪽으로 ( )칸, ( )쪽으로 ( )칸 가야 한다.

2. '바'에서 '사'로 가기 위해서는 ( )쪽으로 ( )칸, ( )쪽으로 ( )칸 가야 한다.

2일

날짜: ____년 ____월 ____일 ____요일   날씨: ____
시작 시각: ____시 ____분   마친 시각: ____시 ____분

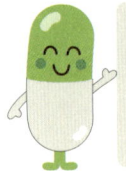 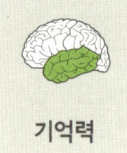

기억력

다음 글을 읽고 내용을 기억해 두세요. 밑줄 친 부분을 특히 주의해서 보세요. 육하원칙(누가, 언제, 어디서, 무엇을, 어떻게, 왜)을 생각하며 외우면 더욱 잘 기억할 수 있습니다.

철수는 지난 여름방학에 시골 할머니 댁에 내려갔다. 할머니께서 차려 주신 음식들이 너무 맛있었던 나머지 남기지 않고 다 먹었더니 배탈이 나 버렸다. 할머니께서 민간요법대로 손을 따 주시겠다며 바늘을 가져오셨는데, 철수는 너무 무서워서 집 밖으로 도망쳐 나왔다. 조금 따가운 정도로, 손을 따고 나면 체기가 내려갈 거라 하셨지만, 무서워서 못할 것 같았다. 한참 동안 집 주변을 이리저리 돌아다니다 보니, 어느새 체기가 내려가는 듯하여 다시 집으로 돌아왔다.

🟩 □에 알맞은 말을 적으며 외워 보세요.

□□는 지난 □□□□에 시골 할머니 댁에 내려갔다. 할머니께서 차려 주신 음식들이 너무 맛있었던 나머지 남기지 않고 다 먹었더니 □□이 나 버렸다. 할머니께서 □□□□대로 □□ □ □□□□ □ □□을 가져오셨는데, 철수는 너무 무서워서 집 밖으로 도망쳐 나왔다. 조금 따가운 정도로, 손을 따고 나면 체기가 내려갈 거라 하셨지만, 무서워서 못할 것 같았다. 한참 동안 □ □□□ □□□□ □ □□□□ □□, 어느새 체기가 내려가는 듯하여 다시 집으로 돌아왔다.

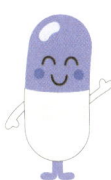 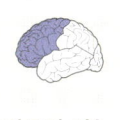 전두엽 기능

다음 보기 의 도형들이 변화하는 규칙을 잘 살펴보세요. 그렇다면 ? 에 들어갈 도형은 몇 번일까요?
(   )

보기 1

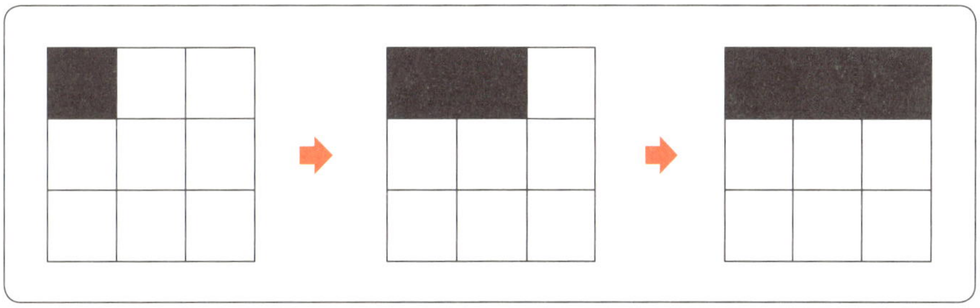

보기 2

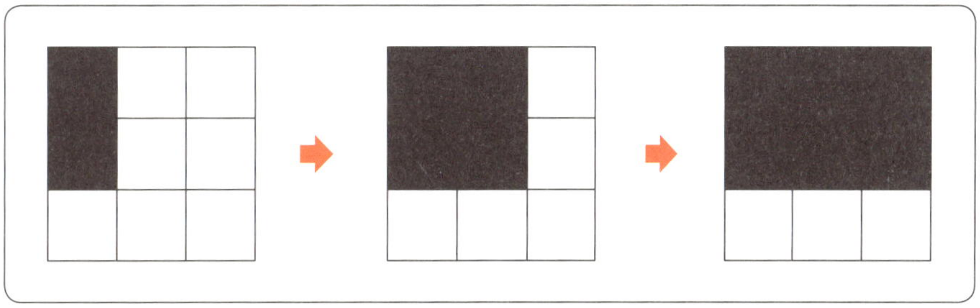

문제

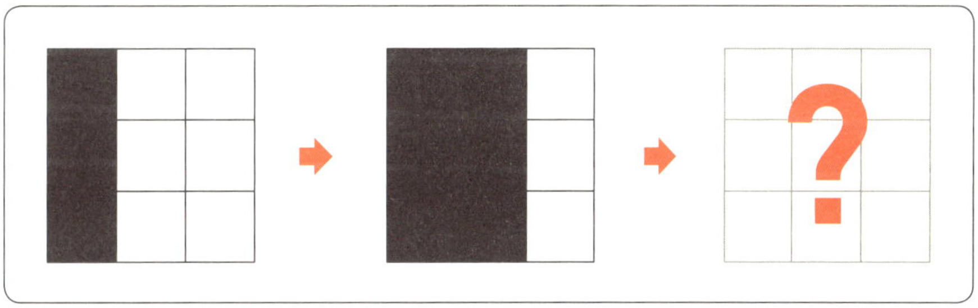

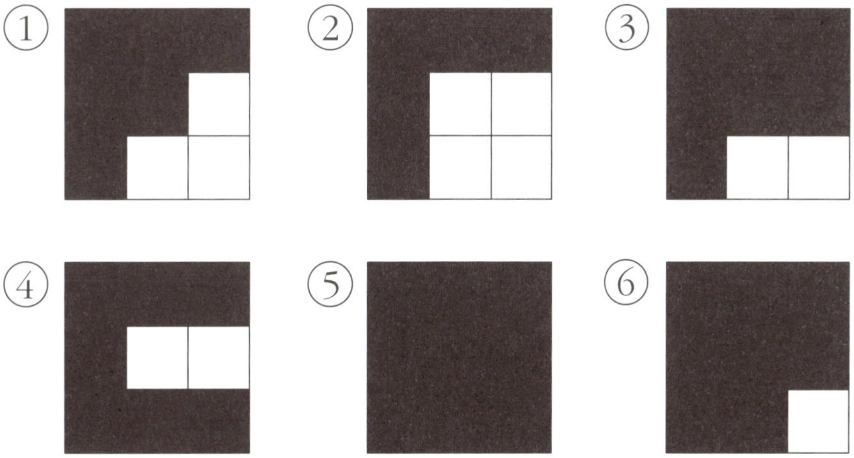

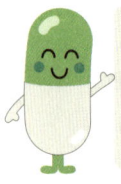 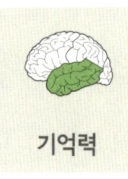
기억력

앞 장(26쪽)의 내용을 떠올려 다음 질문에 답해 보세요.

1. 누가? (   )

2. 언제? (   )

3. 어디서? (   )

4. 무엇을?

   ① 할머니가 무엇을 가지고 왔나요?   (   )
   ② 무엇을 보고 철수가 무서워했나요? (   )

5. 어떻게?

   할머니가 가져온 것을 보고 철수는 어떻게 했나요?
   (   )

6. 왜?

   ① 왜 배탈이 났나요?
   (   )

   ② 왜 다시 집으로 돌아갔나요?
   (   )

3일

날짜: _____ 년 월 일 요일 날씨: _____
시작 시각: _____ 시 _____ 분 마친 시각: _____ 시 _____ 분

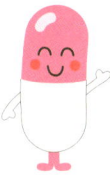

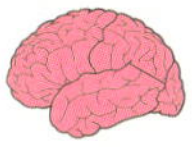

주의력

다음 원들과 색깔이 같은 원을 보기에서 찾아 □에 알맞은 번호를 적어 보세요.

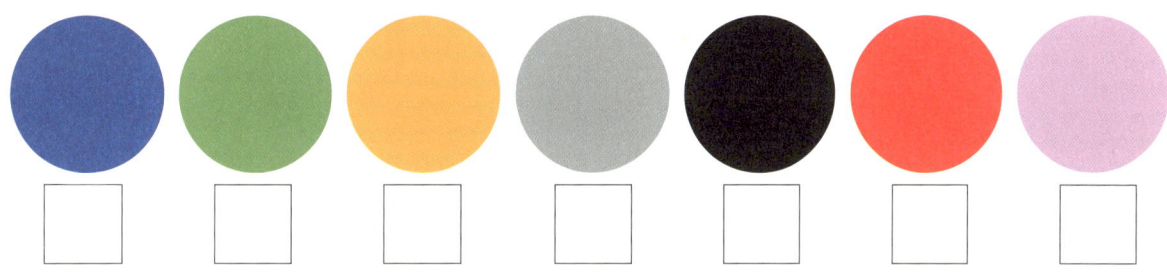

보기

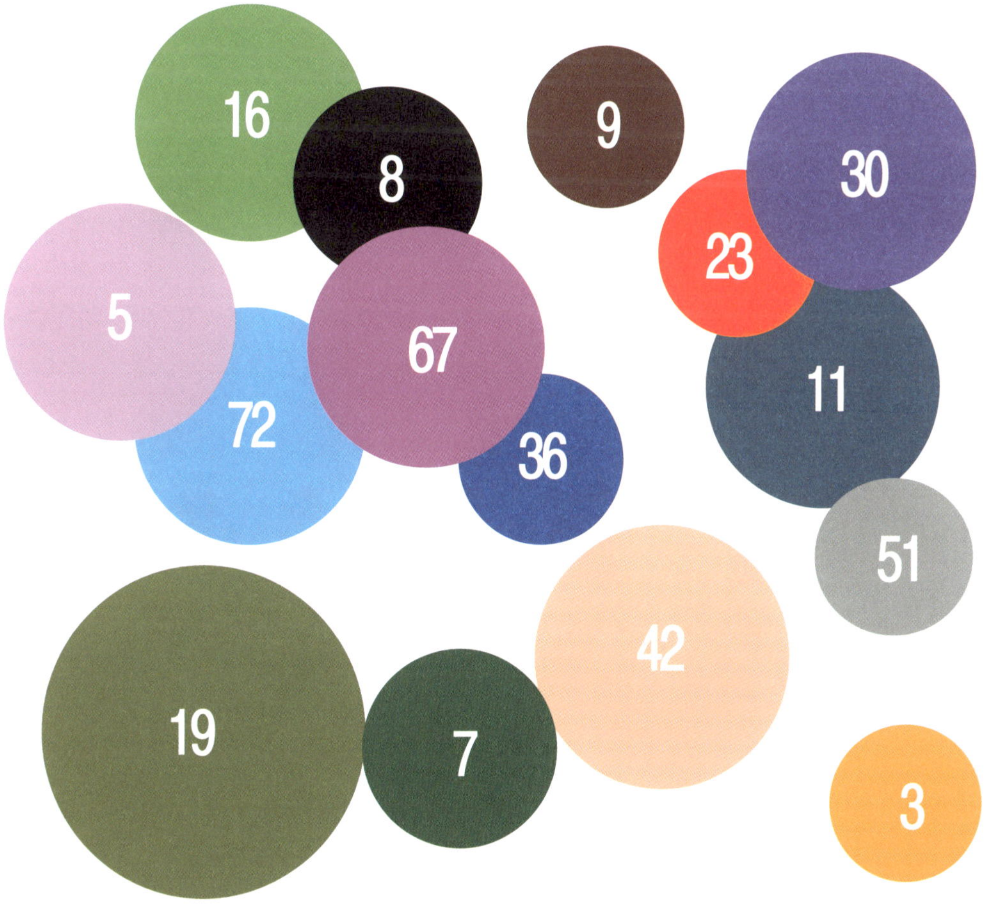

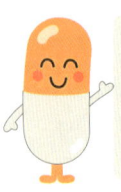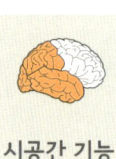

시공간 기능

맨 왼쪽 그림과 똑같은 그림을 찾아 ○ 표시해 보세요.

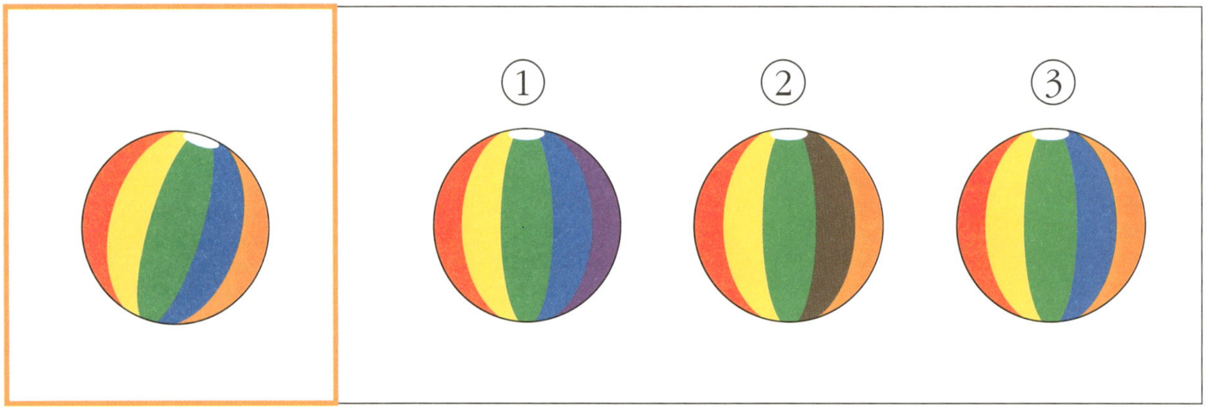

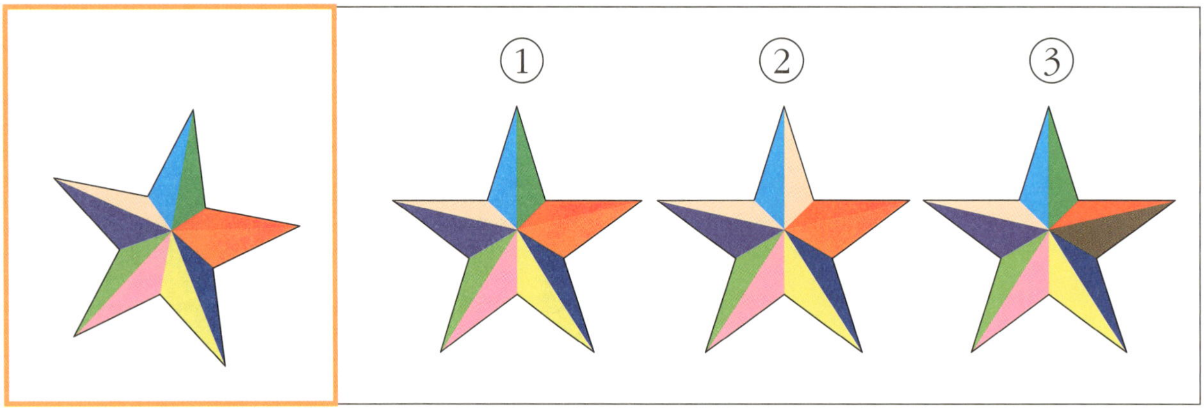

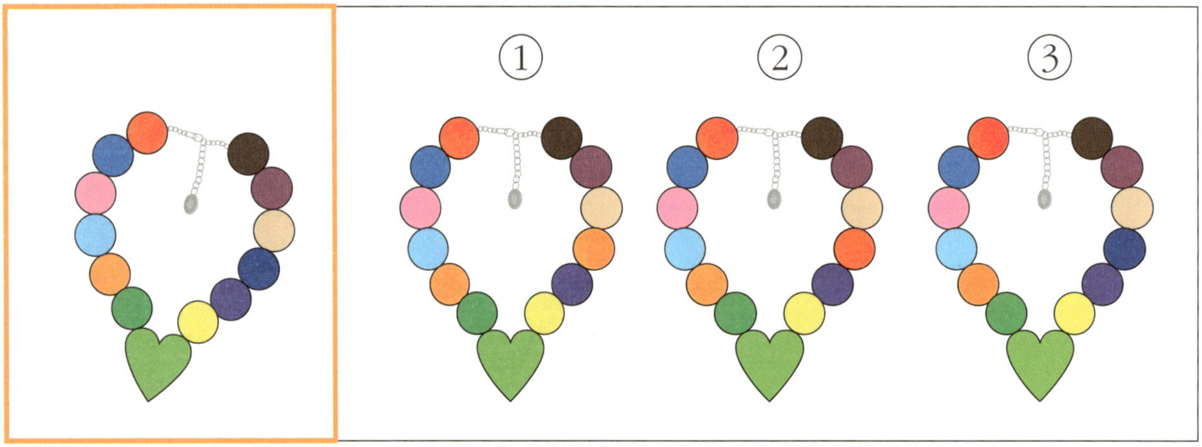

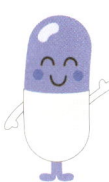 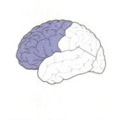

전두엽 기능

다음 도형들의 모양과 같은 것을 보기 에서 찾아 □에 알맞은 번호를 적어 보세요.

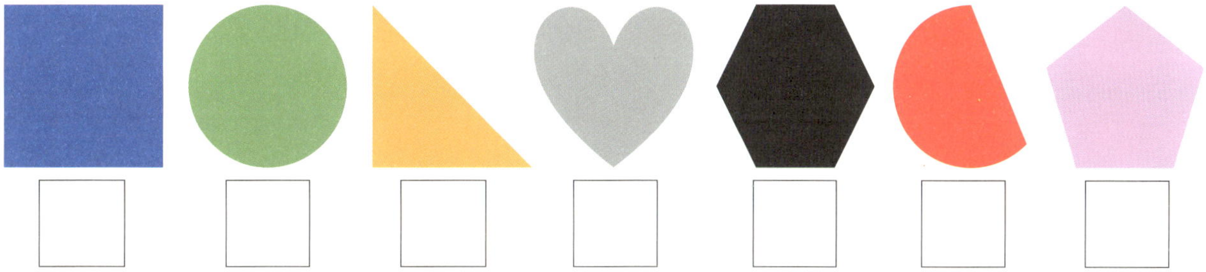

보기

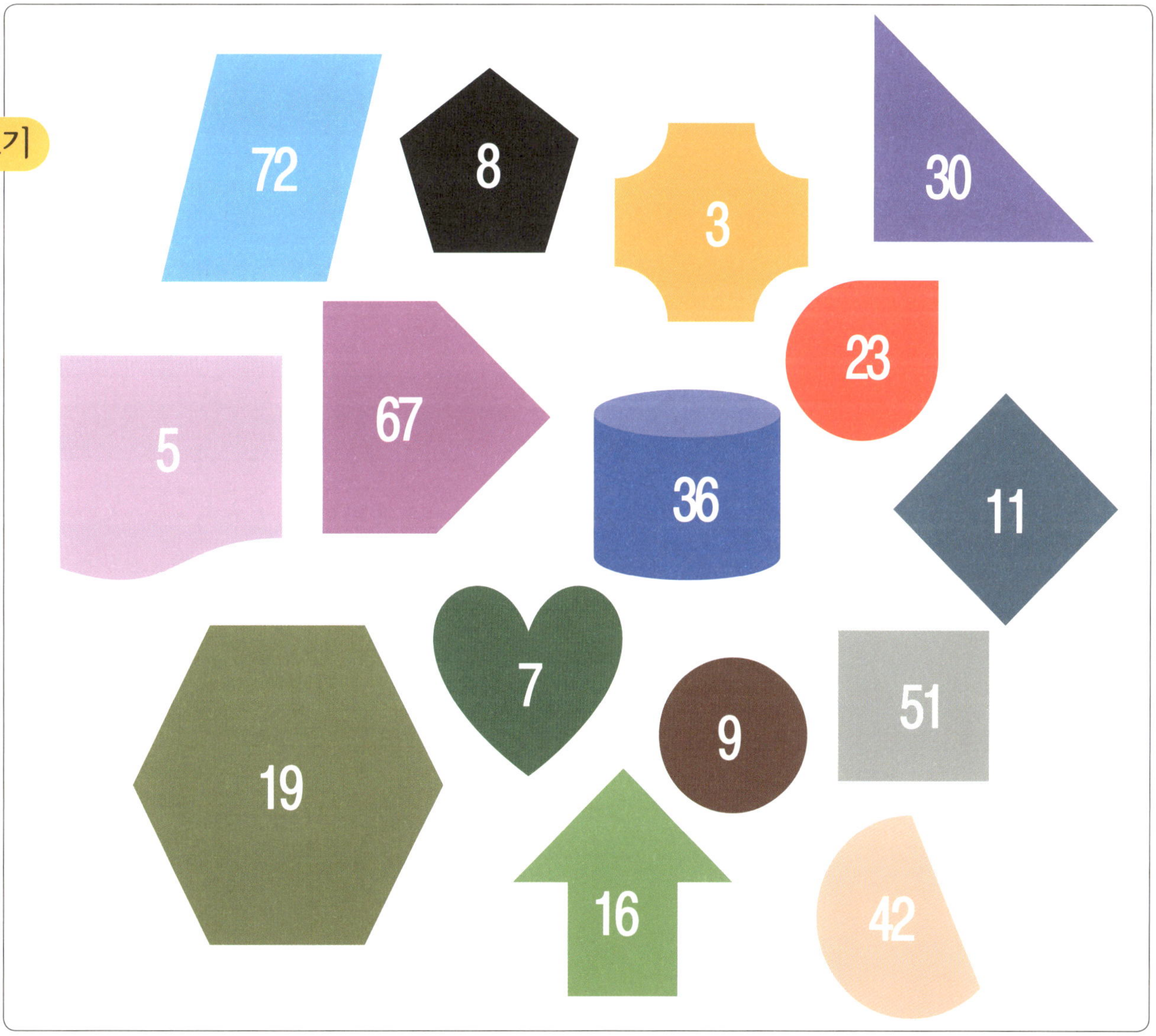

4일

날짜: _____ 년 ___ 월 ___ 일 ___ 요일   날씨: _____
시작 시각: ___ 시 ___ 분   마친 시각: ___ 시 ___ 분

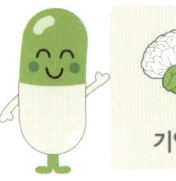 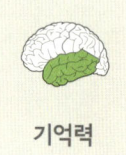

우리나라 9개 도와 도청 소재지를 적은 지도입니다. 위치와 지명을 잘 기억해 두세요. 쉽게 기억할 수 있도록 지도를 보면서 □에 지명을 적은 다음, 머릿속에 지도를 떠올리면서 외워 보세요.

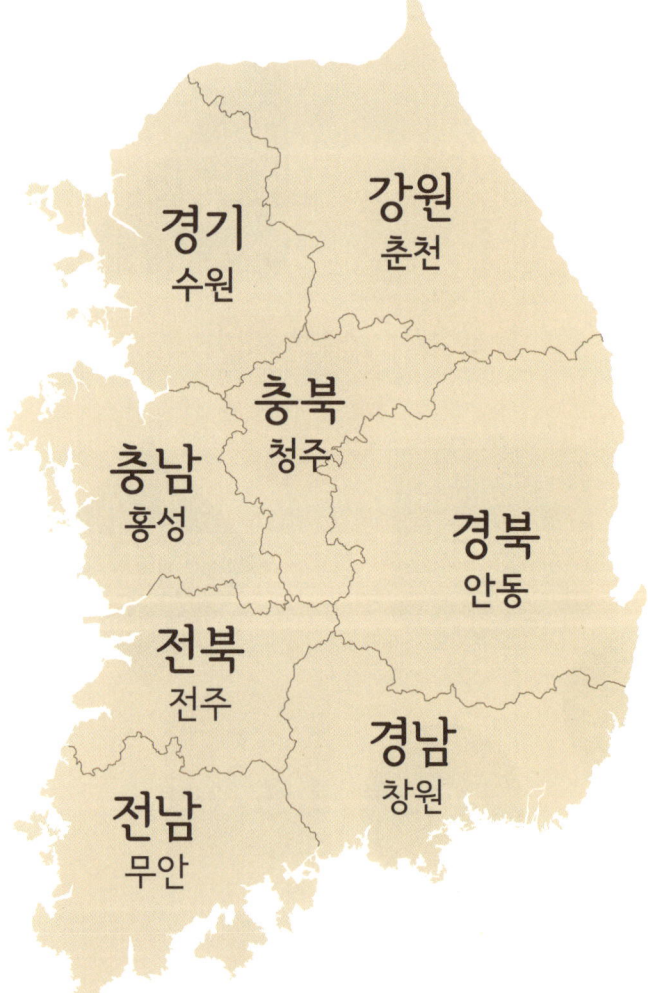

경기도	
강원도	
충청북도	
충청남도	
경상북도	
경상남도	
전라북도	
전라남도	
제주도	

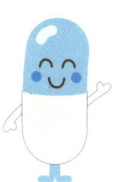 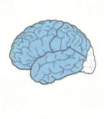

언어 기능

다음 제시한 자음으로 시작하는 새의 이름을 적어 보세요.

ㅈ ㅂ ➡ 제 비

ㅊ ㅅ ➡

ㅂ ㄹ ➡

ㄲ ㅊ ➡

ㅂ ㄷ ㄱ ➡

ㄷ ㅅ ㄹ ➡

ㅂ ㅇ ㅇ ➡

ㄱ ㅁ ㄱ ➡

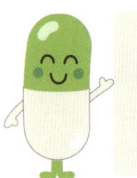 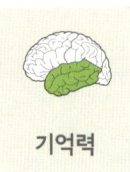

앞 장(32쪽)에서 기억한 9개 도의 도청 소재지를 떠올리며 ☐에 지명을 적어 보세요.

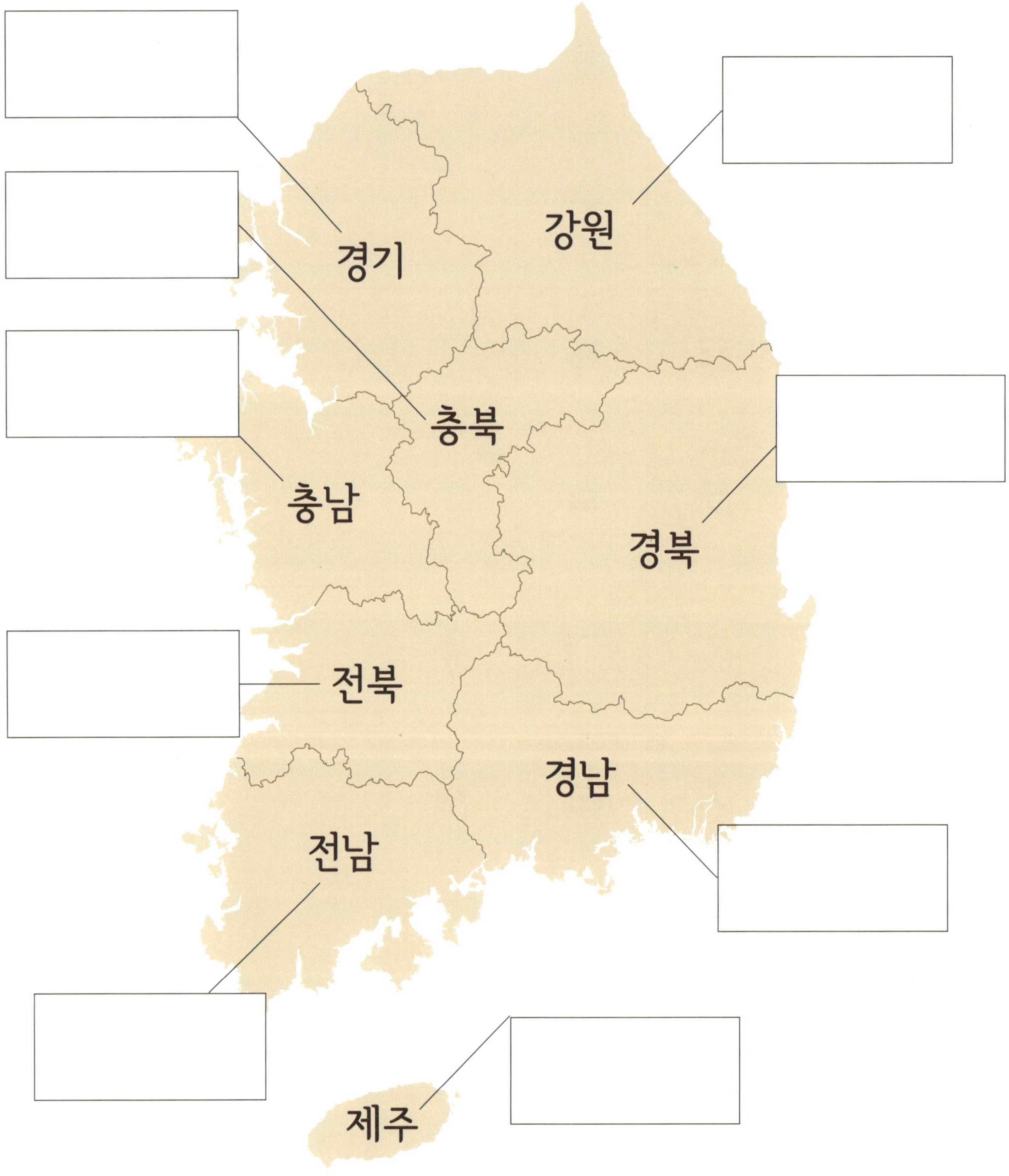

5일

날짜:　　　　년　월　일　요일　날씨:
시작 시각:　　시　　분　　마친 시각:　　시　　분

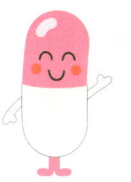

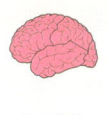
주의력

다음에는 가지각색의 안경들이 있습니다. 같은 모양이 2개씩인 안경은 모두 몇 개인가요?

(　　　　) 개

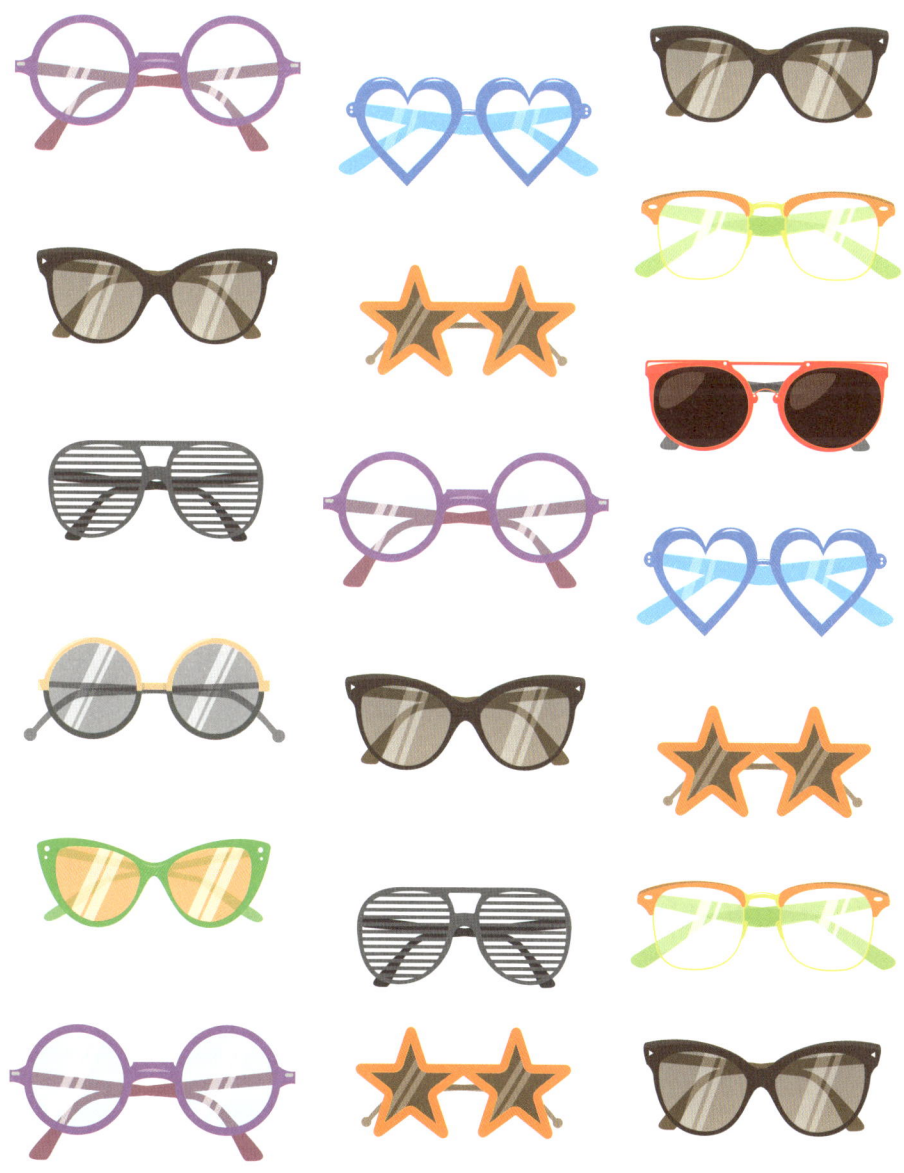

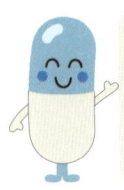 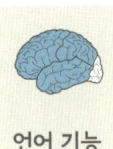

보기 처럼 말의 순서가 뒤죽박죽되어 있는 것을 올바른 문장으로 만들어 보세요.

- 보기 사랑했다 / 너를 / 나는 / 너무도
  나는 너를 너무도 사랑했다.

- 고와야 / 말이 / 가는 / 오는 / 말이 / 곱다

- 철수와 / 시소를 / 은정이는 / 가서 / 탔다 / 공원에

- 만두는 / 너무너무 / 만드신 / 맛있다 / 손수 / 어머니가

- 집안에 / 떠나질 / 손자의 / 않는다 / 재롱으로 / 웃음이

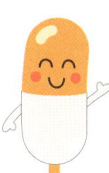 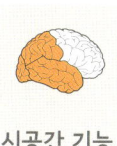

다음 쌓여진 상자를 보고 ☐(정육면체)가 모두 몇 개 사용되었는지 ( )에 개수를 적어 보세요.

( ) 개

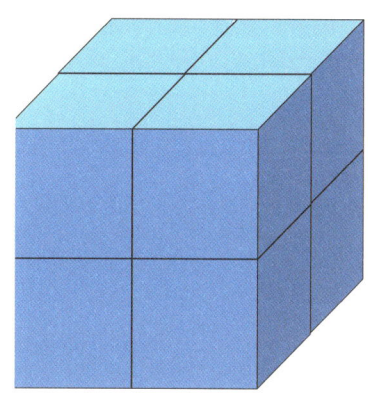

( ) 개

( ) 개

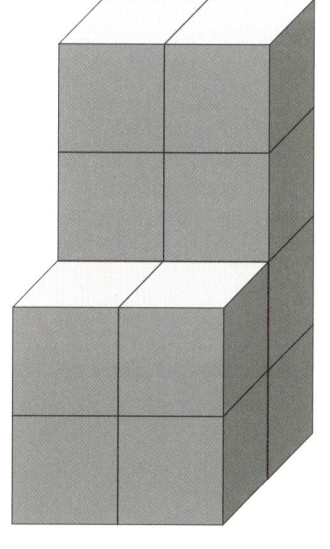

6일

날짜: _____ 년 _____ 월 _____ 일 _____ 요일 날씨: _____
시작 시각: _____ 시 _____ 분   마친 시각: _____ 시 _____ 분

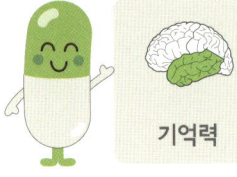
기억력

김신자 할머니는 최근 노인대학에 입학하였습니다. 할머니의 일주일 시간표를 보고 무슨 요일, 몇 교시에 무슨 수업이 있는지 잘 기억해 두세요.

	월	화	수	목	금
1교시	건강체조	건강체조	건강체조		건강체조
2교시	뜨개질	노래교실	서예		퍼즐맞추기
점심시간					
3교시	그림그리기	서예	뜨개질		노래교실

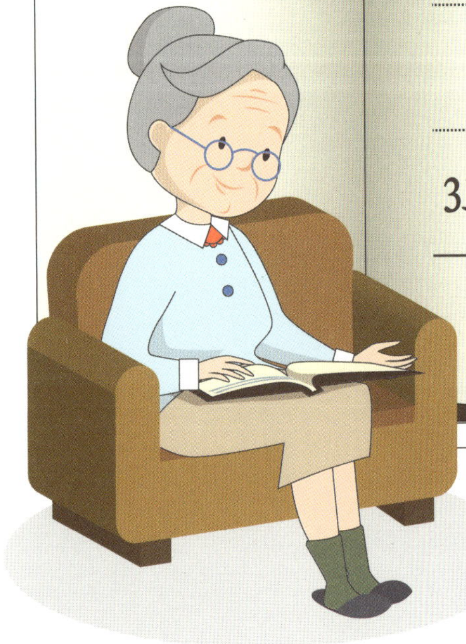

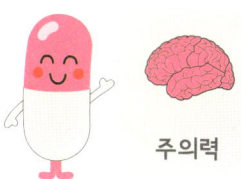

보기 처럼 아래 두 원의 수를 덧셈하면 위의 원 값이 됩니다. **?**에 어떤 숫자가 들어가야 할지 적어 보세요.

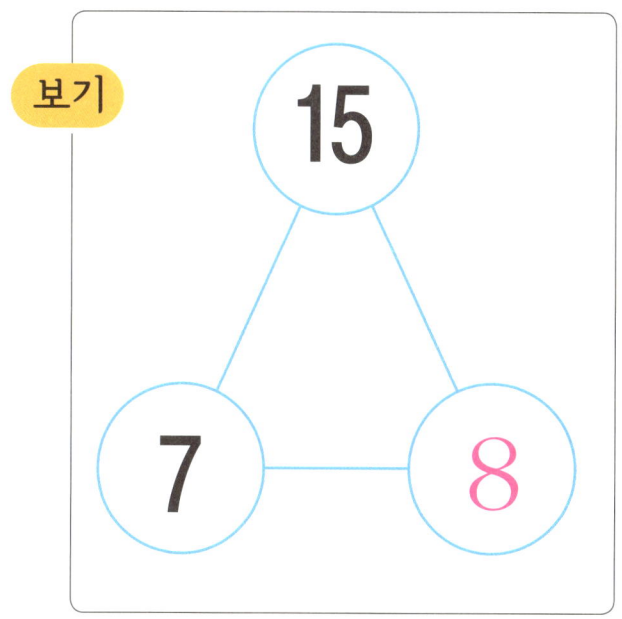

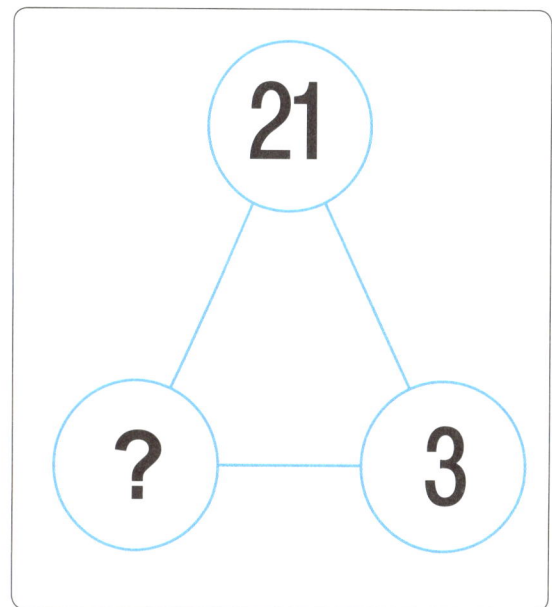

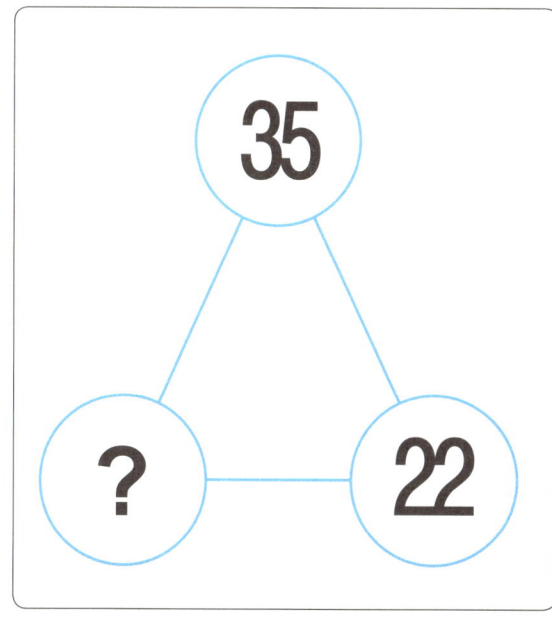

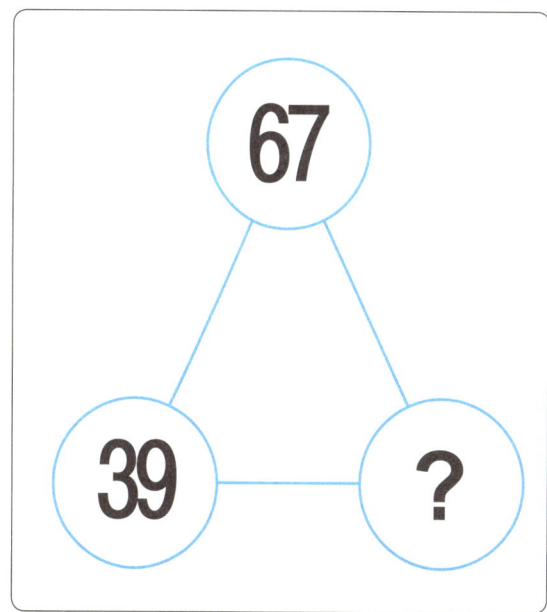

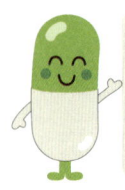 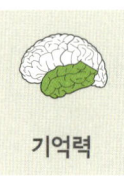 앞 장(44쪽)에서 외운 수업 시간표를 떠올리며 다음 문제를 풀어 보세요.

1. 수업이 없는 날은 무슨 요일인가요?

   (   )

2. 건강체조 수업은 몇 교시에 있나요?

   (   )

3. 일주일에 한 번만 수업하는 과목들은 몇 번인가요?

   (   )

   ① 그림 그리기, 서예

   ② 노래 교실, 그림 그리기

   ③ 퍼즐 맞추기, 그림 그리기

   ④ 퍼즐 맞추기, 건강체조

7일

날짜: ___년 ___월 ___일 ___요일 날씨: ___
시작 시각: ___시 ___분   마친 시각: ___시 ___분

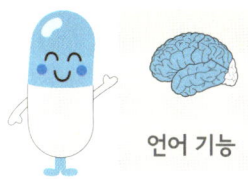
언어 기능

보기 처럼 마지막 글자가 같은 두 글자 단어를 5개씩 아래 표에 적어 보세요.

보기 오리 요리 거리 다리 머리 우리

1.	우주	주	주	주	주	주
2.	우정	정	정	정	정	정
3.	미소	소	소	소	소	소
4.	안도	도	도	도	도	도

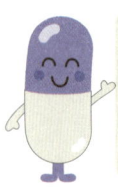 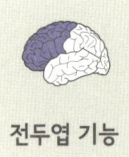
전두엽 기능

다음 그림에서 동그라미의 바탕색과 색깔의 이름이 일치하면 숫자 1을, 틀리면 숫자 2를 □에 적어 보세요.

빨강(빨강)	노랑(파랑)	파랑(노랑)	초록(초록)	파랑(빨강)	노랑(파랑)
1	2				

| 초록(파랑) | 노랑(노랑) | 빨강(빨강) | 파랑(파랑) | 노랑(초록) | 파랑(빨강) |

| 빨강(파랑) | 파랑(빨강) | 초록(초록) | 노랑(노랑) | 빨강(빨강) | 파랑(노랑) |

| 빨강(빨강) | 노랑(파랑) | 파랑(노랑) | 노랑(빨강) | 파랑(파랑) | 노랑(초록) |

| 파랑(파랑) | 초록(빨강) | 파랑(초록) | 노랑(노랑) | 초록(파랑) | 빨강(빨강) |

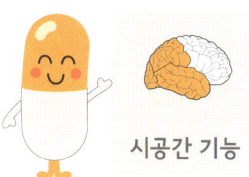

다음 그림에서 검은색 사각형은 모두 몇 개인가요?

1.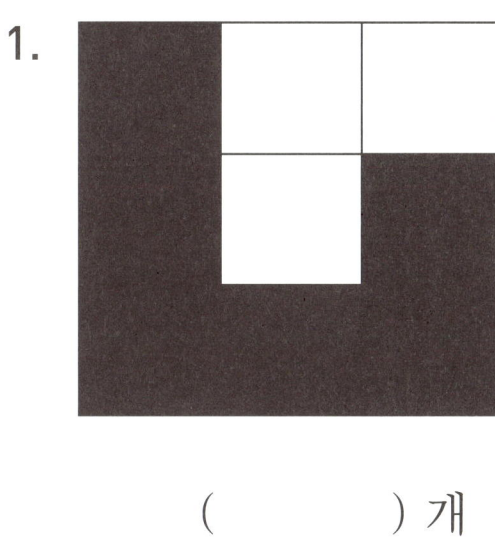

(   ) 개

2.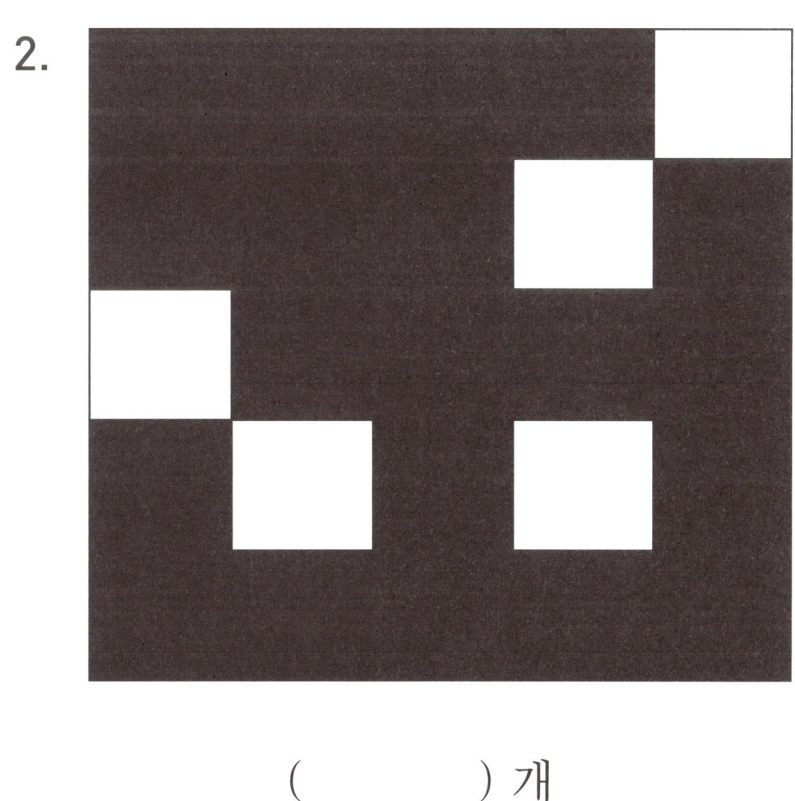

(   ) 개

8일

날짜: _____년 ___월 ___일 ___요일   날씨: _____
시작 시각: ___시 ___분   마친 시각: ___시 ___분

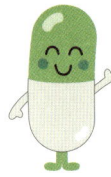 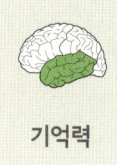
기억력

다음의 다양한 음료 레시피를 잘 기억해 두세요.

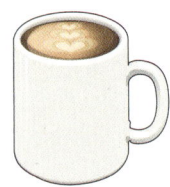

1. 바닐라라테
에스프레소 + 바닐라 시럽 2펌프 + 우유 스팀

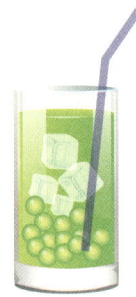

2. 청포도 주스
물 100ml + 청포도 14알 + 청포도 시럽 2펌프 + 얼음 4알

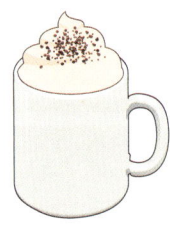

3. 카페모카
에스프레소 + 모카파우더 1스푼 + 초코 시럽 1펌프 + 우유 스팀 + 초코블라썸 토핑

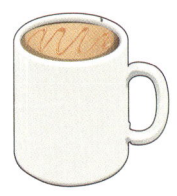

4. 캐러멜마키아토
에스프레소 + 바닐라 파우더 1스푼 + 캐러멜 시럽 1펌프 + 우유 스팀 + 캐러멜 시럽 토핑

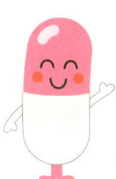 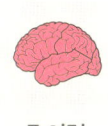
주의력

다음은 한글 자음 모음표입니다. 빈칸에 알맞은 글자를 적어 보세요.

모음 자음	ㅏ	ㅑ	ㅓ	ㅕ	ㅗ	ㅛ	ㅜ	ㅠ	ㅡ	ㅣ
ㄱ	가		거	겨		교		규		
ㄷ		댜		뎌	도		두		드	
ㄹ	라		러	려	료	루			르	
ㅂ	바	뱌		벼	보			뷰		비
ㅇ	아		어			요			으	
ㅊ		챠		쳐	초		추			치
ㅌ	타			텨			투		트	

365 브레인 피트니스 06 45

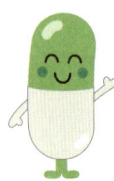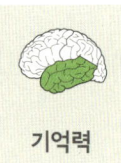 앞 장(44쪽)에서 외운 음료 레시피를 떠올리며 (　) 에 답을 적어 보세요.

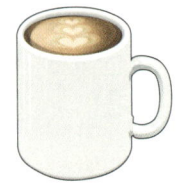

1. 바닐라라테
에스프레소 + (　　　　　　) + 우유 스팀

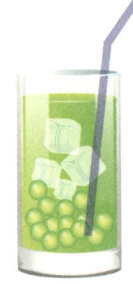

2. 청포도 주스
물 100ml + 청포도 (　　) 알 + 청포도 시럽 (　　) 펌프 + 얼음 (　　)알

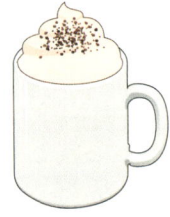

3. 카페모카
에스프레소 + (　　) 파우더 1스푼 + 초코 시럽 (　　)펌프 + 우유 (　　) + (　　　　) 토핑

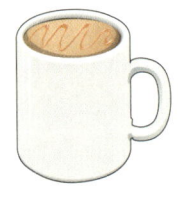

4. 캐러멜마키아토
에스프레소 + (　　　) 파우더 1스푼 + (　　　) 시럽 1펌프 + (　　　　) + (　　　　) 토핑

9일

날짜: _____년 ___월 ___일 ___요일　날씨: _____
시작 시각: ___시 ___분　마친 시각: ___시 ___분

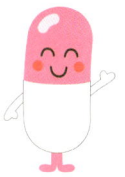
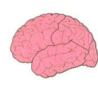
주의력

다음 제시한 번호 순서대로 선을 그어 이어 보세요.

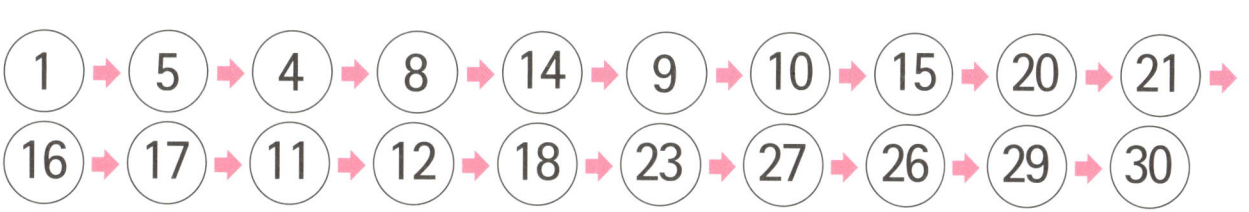

① → ⑤ → ④ → ⑧ → ⑭ → ⑨ → ⑩ → ⑮ → ⑳ → ㉑ →
⑯ → ⑰ → ⑪ → ⑫ → ⑱ → ㉓ → ㉗ → ㉖ → ㉙ → ㉚

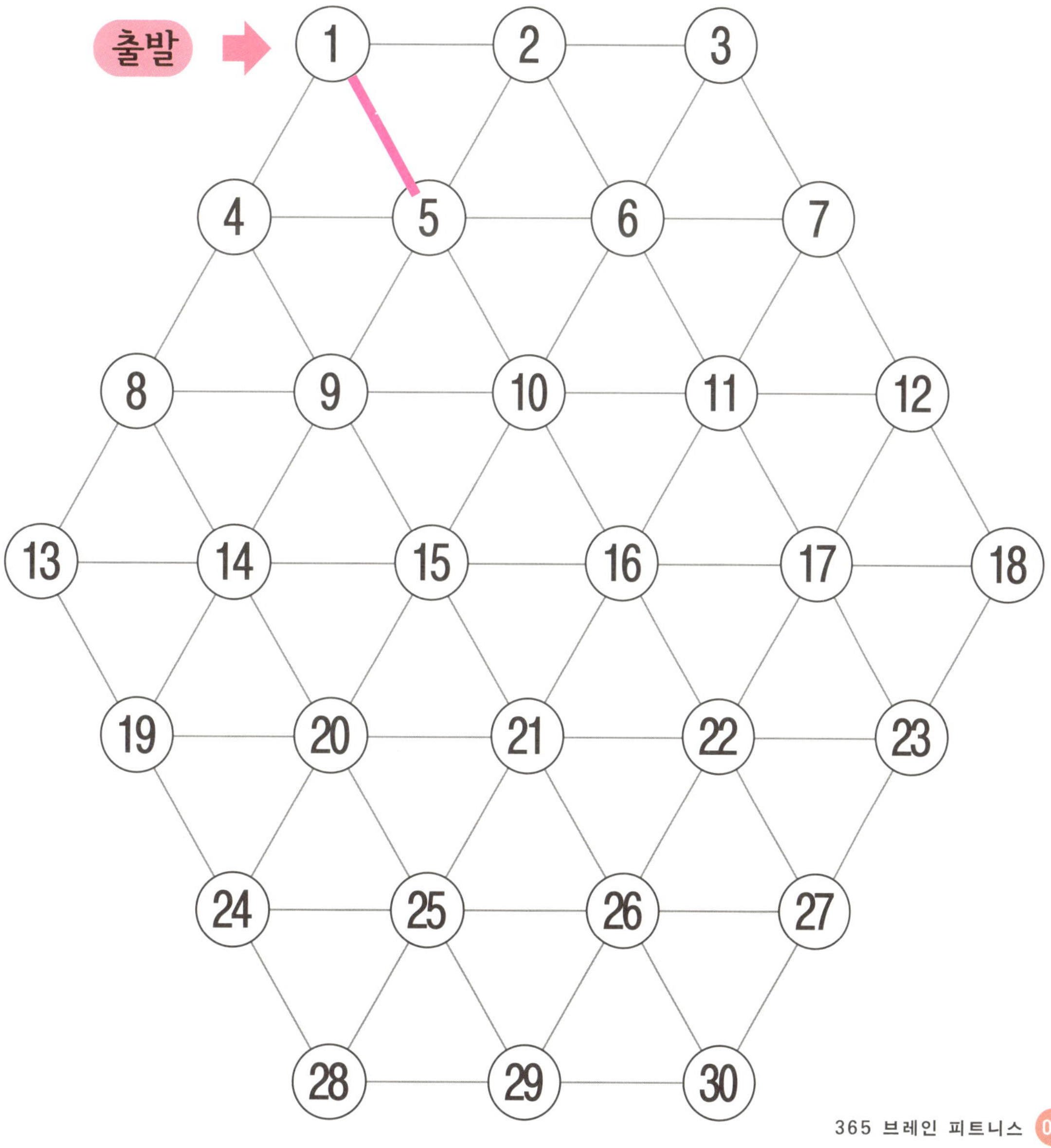

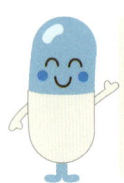 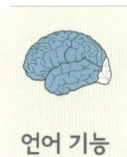

다음 문제를 읽고 해당하는 도형의 번호를 보기 에서 찾아 ☐ 에 적어 보세요.

1. 맨 왼쪽부터 파란 네모, 노란 동그라미, 빨간 세모.

   | 9 | | |

2. 맨 오른쪽부터 노란 세모, 빨간 네모, 파란 동그라미.

3. 맨 왼쪽에 빨간 동그라미, 맨 오른쪽에 파란 세모, 가장 가운데에는 파란 동그라미, 파란 동그라미 양 옆으로 오른쪽에는 노란 네모, 왼쪽에 빨간 세모.

보기

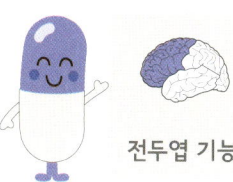
전두엽 기능

다음 제시된 단어를 보고 이것과 가장 관련이 없는 단어에 ○ 표시해 보세요.

물

| 바다 | 컵 | 커피 | 신발 |

시계

| 가죽 | 금 | 양말 | 분침 |

행복

| 불만 | 가족 | 여행 | 선물 |

10일

날짜: _____ 년 _____ 월 _____ 일 _____ 요일   날씨: _____
시작 시각: _____ 시 _____ 분   마친 시각: _____ 시 _____ 분

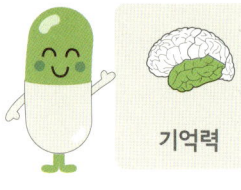

다음 단어에서 연장은 ○, 가구는 □, 꽃은 △, 음식은 ✕로 표시해 보세요. 표시를 하면서 모든 단어를 외워 보세요.

불고기

백합

소파

망치

짜장면

탁자

육개장   국화

맨드라미   톱

드라이버   책상

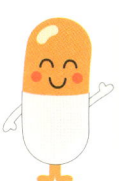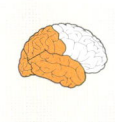

1부터 47까지 순서대로 선으로 이어 그림을 완성해 보세요.

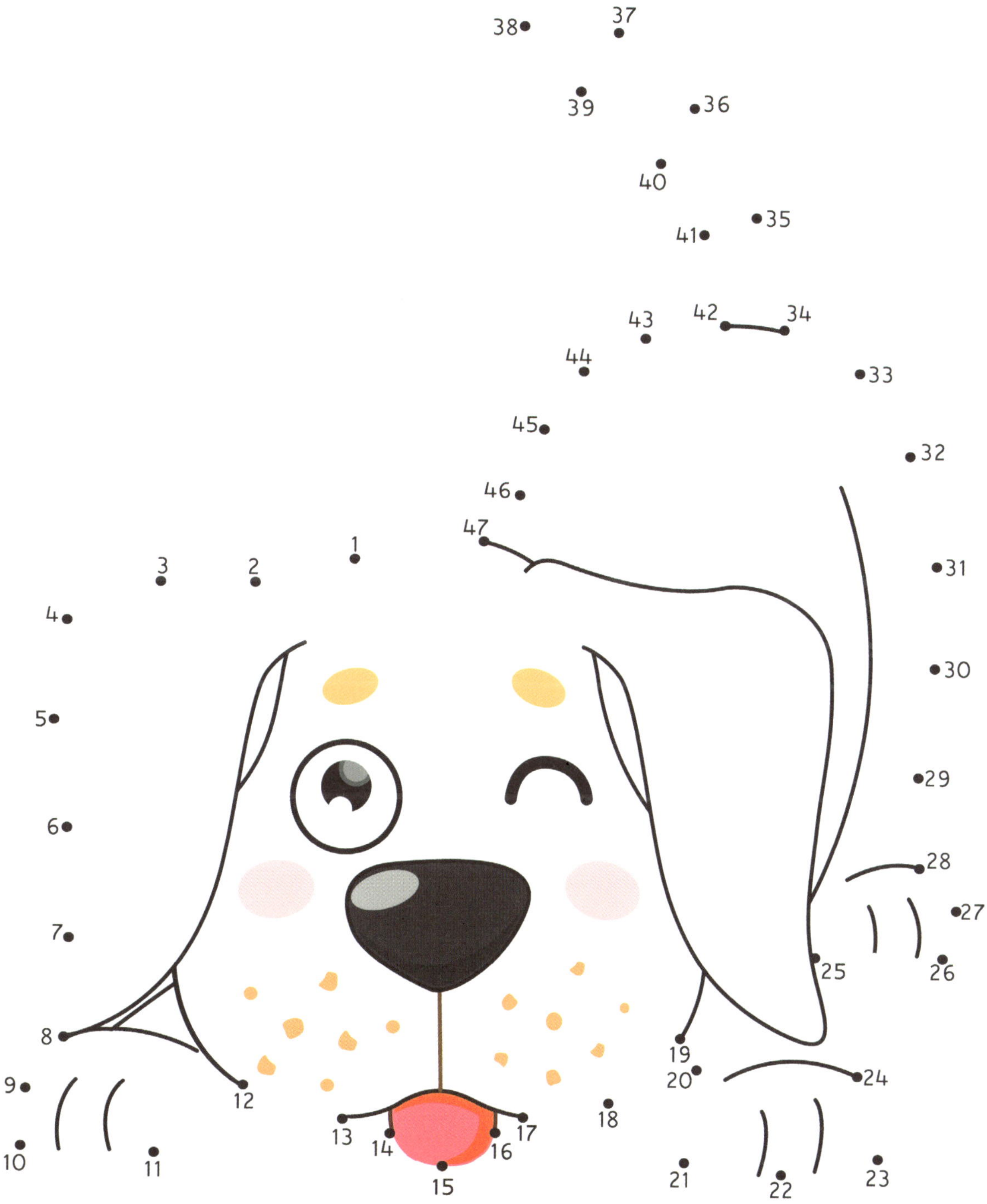

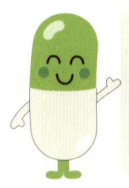 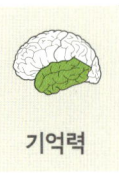

앞 장(50쪽)에서 종류별로 표시하며 외웠던 단어들을 생각나는 대로 (   )에 적어 보세요.

1. 음식   (   ) (   ) (   )

2. 꽃   (   ) (   ) (   )

3. 가구   (   ) (   ) (   )

4. 연장   (   ) (   ) (   )

앞 장(50쪽)에 없었던 단어만 골라 ✕ 표시해 보세요.

튤립	드라이버	김치	장미
탁자	도끼	육개장	식탁
의자	갈비탕	국화	톱
망치	소파	감자탕	백합

11일

날짜: _____ 년 _ 월 _ 일 _ 요일   날씨: _____
시작 시각: _ 시 _ 분   마친 시각: _ 시 _ 분

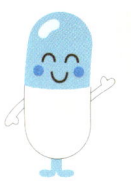 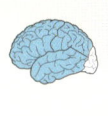
언어 기능

다음 동물의 울음 소리를 찾아 선으로 이어 보세요.

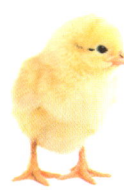   •   • 삐 약 삐 약

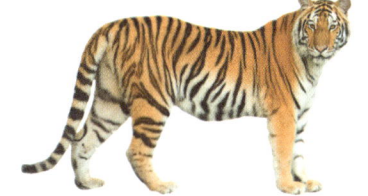   •   • 야 옹 야 옹

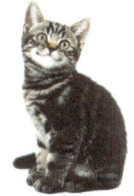   •   • 찍 찍 찍

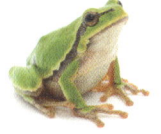   •   • 어 흥

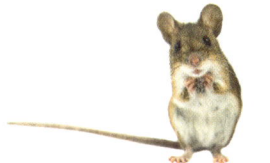   •   • 개 굴 개 굴

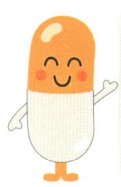 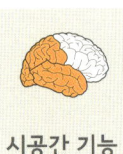
시공간 기능

다음 두 그림을 주의 깊게 비교해 보고 다른 부분 다섯 군데를 찾아 아래 그림에 ○ 표시해 보세요.

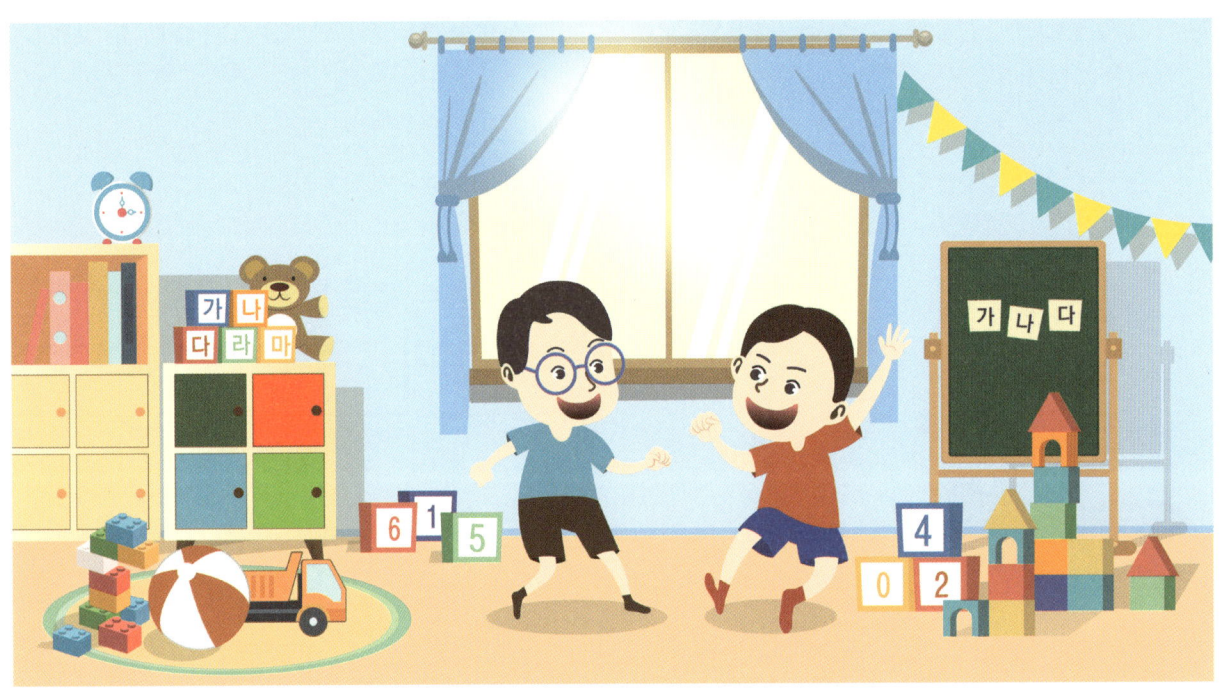

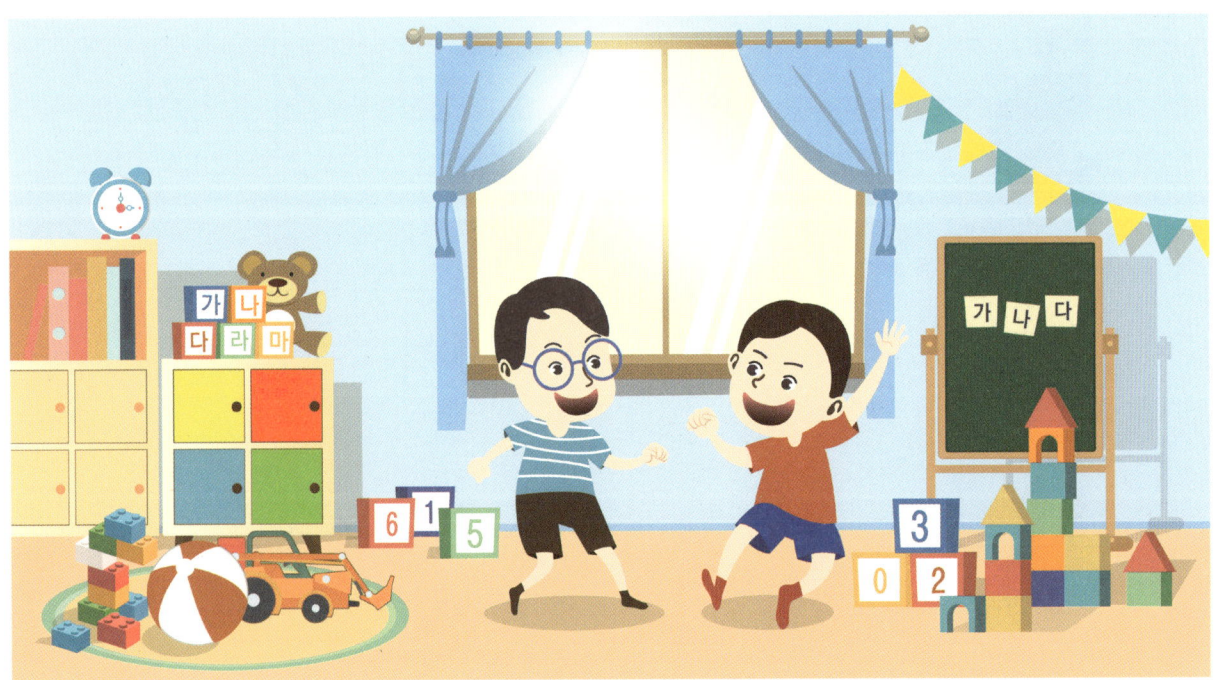

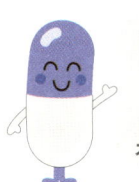
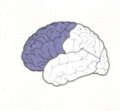

다음 문제를 풀어 보세요.

1. '가을' 하면 생각나는 단어를 글자수 상관없이 자유롭게 적어 보세요. 가능한 많이 적으려고 노력해 보세요.

단풍,

2. 'ㄷ'으로 시작하는 단어를 글자수 상관없이 자유롭게 적어 보세요. 가능한 많이 적으려고 노력해 보세요.

달,

12일

날짜: ____년 ____월 ____일 ____요일 날씨: ____
시작 시각: ____시 ____분   마친 시각: ____시 ____분

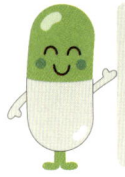 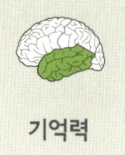

다음 단어들을 잘 기억해 두세요. 어느 칸에 적혀 있는지도 함께 외워 두세요. 의미가 비슷한 단어끼리 묶어 외우면 더 잘 기억할 수 있답니다.

고구마	비행기	라면
잠수함	짜장면	잡채
칼국수	감자	자동차
버스	쫄면	옥수수

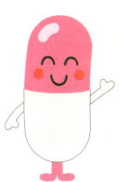 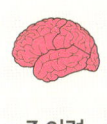 주의력

다음 동물들이 좋아하는 음식을 사다리 타기하여 연결해 보세요.

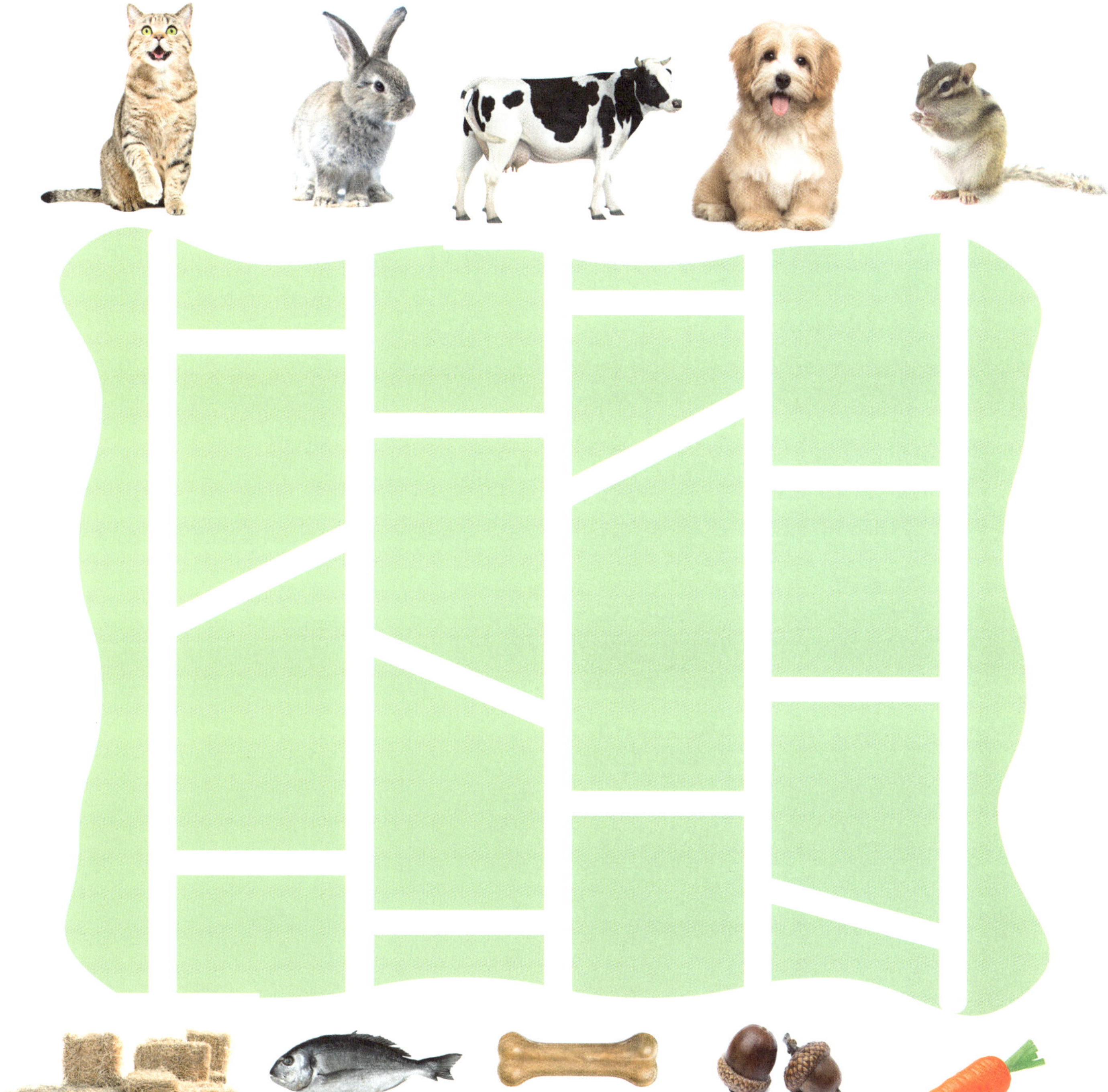

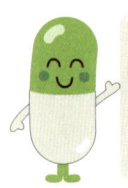 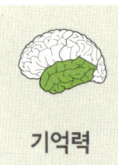

기억력

앞 장(56쪽)에서 외운 단어들을 떠올리며 다음 문제를 풀어 보세요.

1. 구황작물에는 어떤 것들이 있었나요? 구황작물은 흉년 등으로 주식으로 대신 먹을 수 있는 농작물이에요.
   (   )

2. 앞 장에서 없었던 음식은 몇 번인가요? (   )
   ① 짜장면   ② 라면   ③ 쫄면   ④ 콩국수

3. ?에 있던 단어는 무엇이었는지 적어 보세요.

	?	
		?
?		

13일

날짜: _____ 년 ___ 월 ___ 일 ___ 요일   날씨: _____
시작 시각: ___ 시 ___ 분   마친 시각: ___ 시 ___ 분

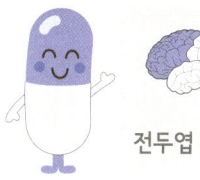
전두엽 기능

한 백화점에서 상품권 행사가 있습니다. 10만 원 이상 구매한 고객에게 1만 원짜리 상품권을 지급한다고 합니다.

아래의 상품들을 조합하여 합한 가격이 10만 원 이상 15만 원 이하가 되도록 만들어 보세요. 단, 1번은 2가지 상품, 2번은 3가지 상품, 3번은 4가지 상품으로 만들어 보세요.

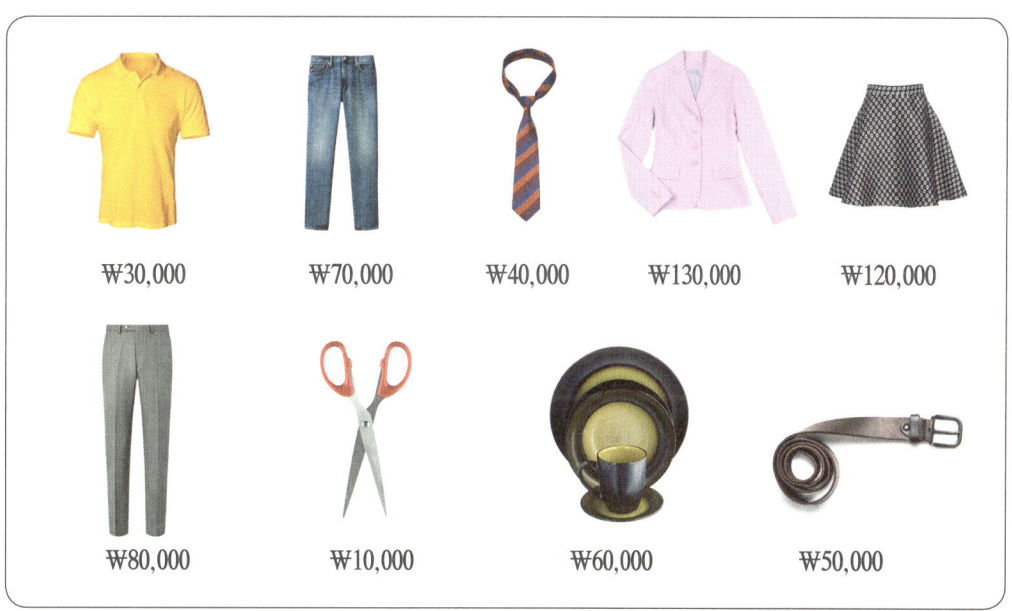

1. | | |
   |---|---|
   | | |

2. | | | |
   |---|---|---|
   | | | |

3. | | | | |
   |---|---|---|---|
   | | | | |

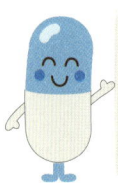 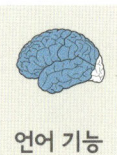
언어 기능

보기 처럼 제시한 단어들로 문장을 만들어 적어 보세요.

보기	비, 우산	비가 와서 우산을 쓰고 은행에 갔다.
1.	약, 사탕	
2.	눈, 안경	
3.	가스레인지, 냄비	
4.	활, 과녁	

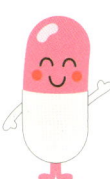 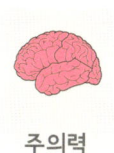
주의력

왼쪽에 제시한 수박을 찾아 선으로 이어 보세요.

원형 수박 •

노란 수박 •

반달 수박 •

세모 수박 •

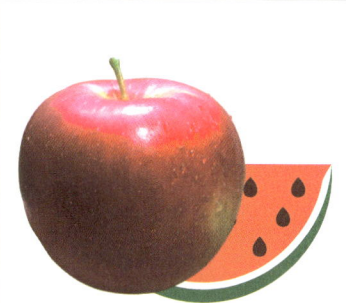

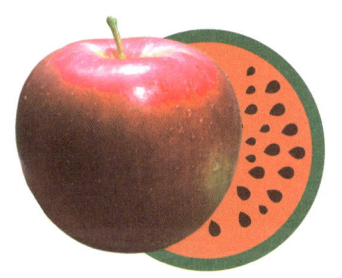

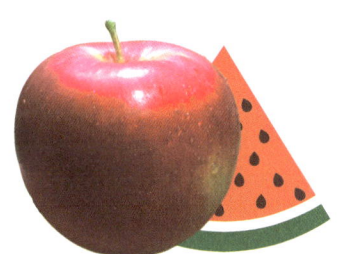

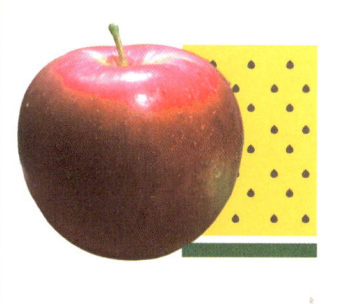

14일

날짜: ____년 ____월 ____일 ____요일 날씨: ____
시작 시각: ____시 ____분   마친 시각: ____시 ____분

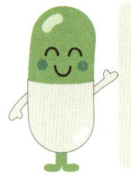 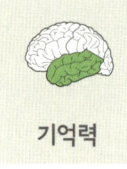 다음 수첩에 적힌 내용을 잘 기억해 두세요.

구매하신 햅쌀 20kg의
금액 44,000원을
아래의 계좌로 보내 주세요.

계좌번호 : 대한은행
134-15839-100
예금주 : 김진주

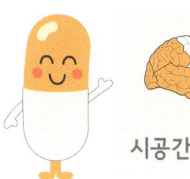 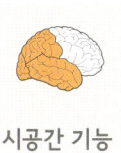

시공간 기능

맨 왼쪽의 도형과 크기가 같은 것을 찾아 ○ 표시해 보세요.

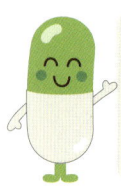 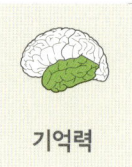 앞 장(62쪽)에서 외운 내용을 떠올리며 다음 문제를 풀어 보세요.

1. 구매한 물품은 무엇인가요?
   (   )

2. 구매한 물품의 양은 얼마인가요?
   (   ) kg

3. 물품의 금액은 얼마인가요?
   (   ) 원

4. 입금할 은행 이름은 무엇인가요?
   (   ) 은행

5. 입금할 계좌번호와 예금주 이름을 적어보세요.

   1 (   ) - 15(   ) 9 - 1 (   )
   김 (   )

15일

날짜:　　　년　월　일　요일　날씨:
시작 시각:　　시　　분　　마친 시각:　　시　　분

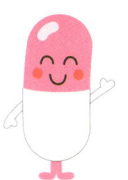
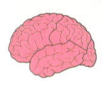

주의력

다음 그림을 보고 문제를 풀어 보세요.

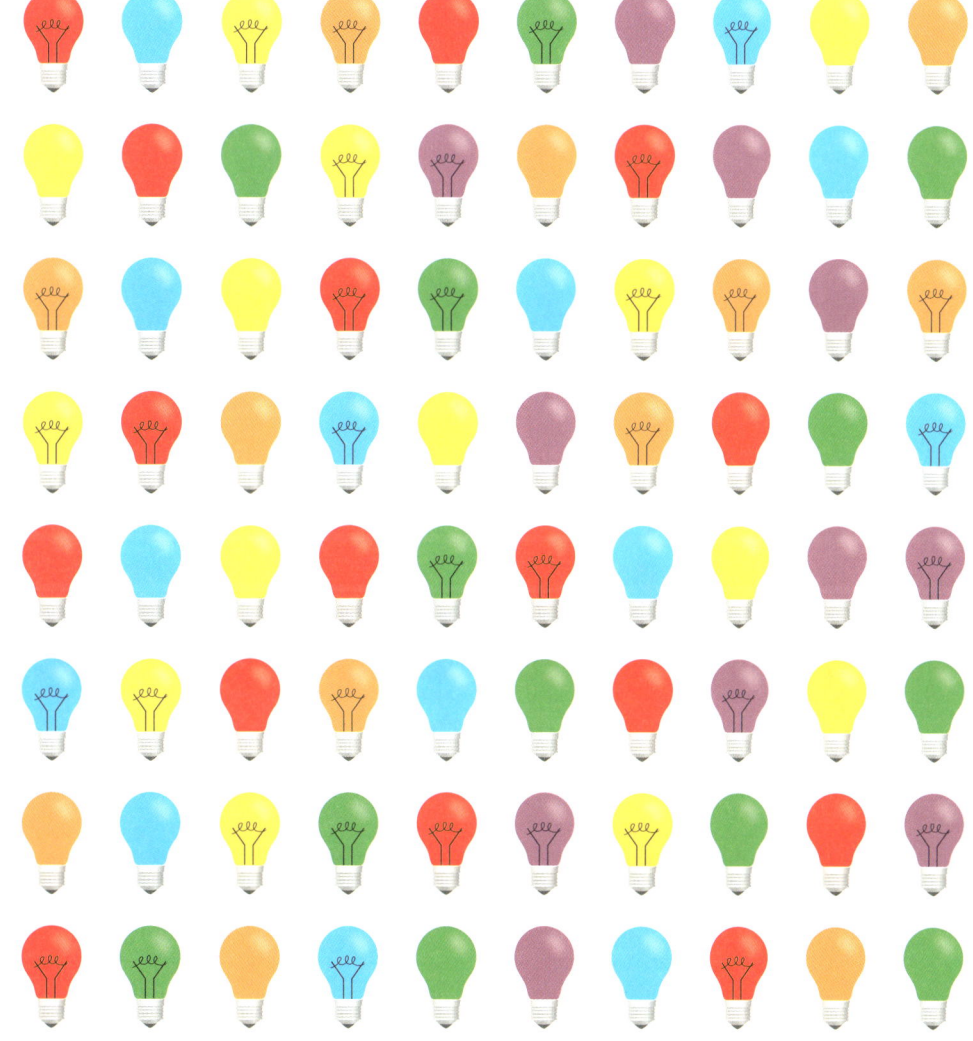

1. 🔴 는 모두 몇 개인가요?　　　(　　　) 개

2. 🔵 는 모두 몇 개인가요?　　　(　　　) 개

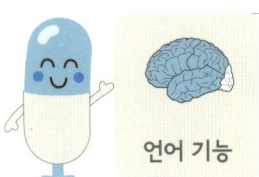

보기와 같이 제시한 숫자를 연속적으로 더하기 하려고 합니다. 빈칸에 더한 값을 적고 윗칸에 제시한 숫자를 계속 덧셈해 가면서 값을 적어 보세요.

보기

2 → +1 = 3 → +1 = 4 → +1 = 5 → +1 = 6

---

4 → +3 = → +3 = → +3 = → +3 =

17 → +5 = → +5 = → +5 = → +5 =

26 → +13 = → +13 = → +13 = → +13 =

34 → +11 = → +12 = → +13 = → +14 =

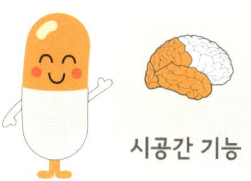

다음에서 왼쪽 모양의 삼각형은 모두 몇 개 사용되었을까요? 크기가 같으며 여러 각도로 돌려 사용된 것까지 모두 찾아 개수를 세어 (　　)에 적어 보세요.

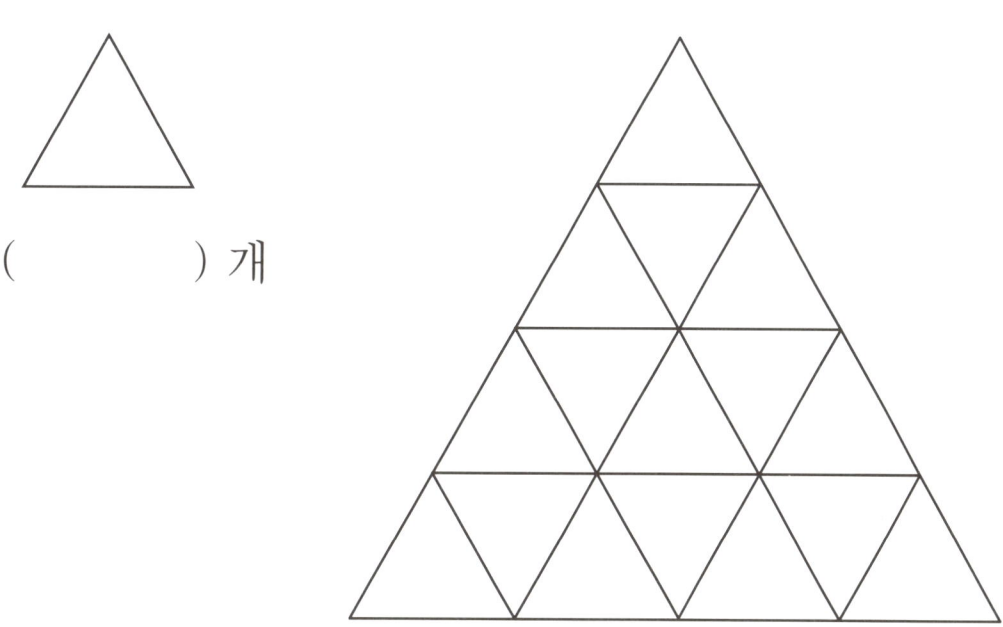

(　　) 개

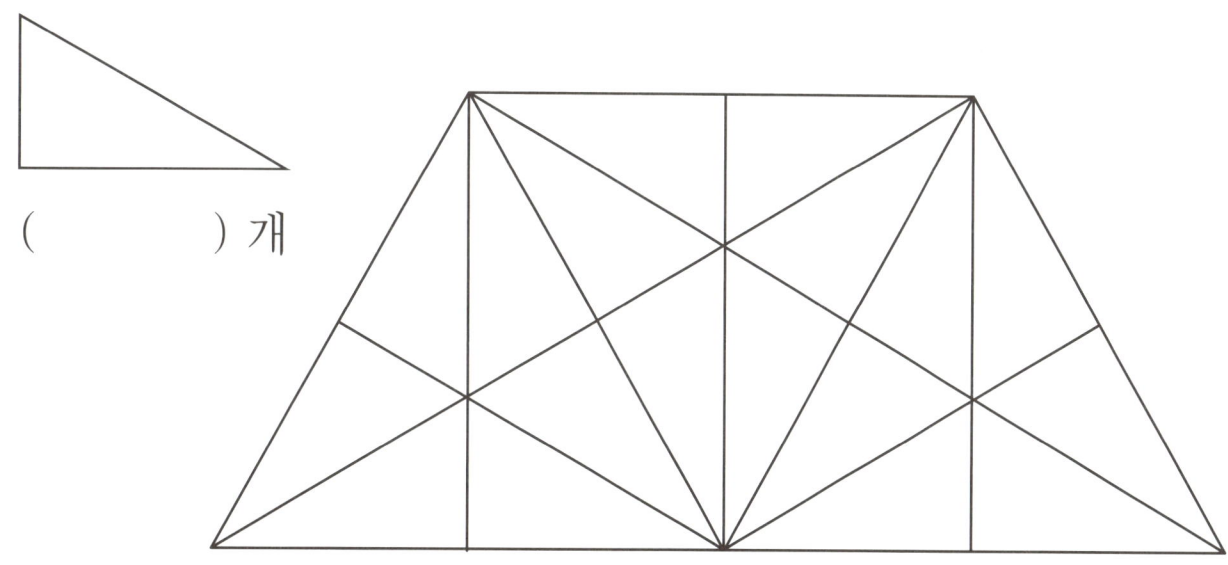

(　　) 개

16일

날짜: _____ 년 ___ 월 ___ 일 ___ 요일   날씨: _____
시작 시각: ___ 시 ___ 분   마친 시각: ___ 시 ___ 분

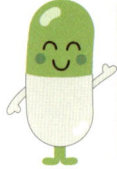 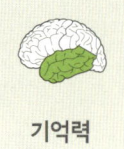
기억력

오늘은 그림끼리 또는 단어끼리 짝지어 기억하기를 해보겠습니다. 오른쪽 칸에서 3가지 가운데 마음에 드는 것을 하나 골라 ○ 표시해 보세요. 그리고 맨 왼쪽에 제시한 것과 짝지어 기억해 두세요.

1.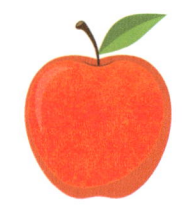

2. 무지개 | 태양 운동화 여름

3.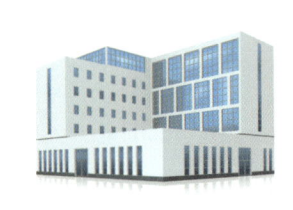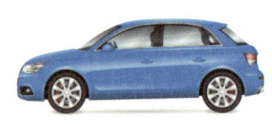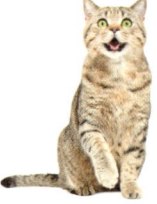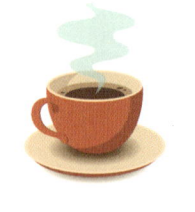

4. 절약 | 낭비 이자 무관심

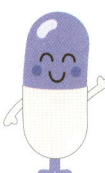 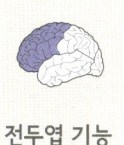

다음 그림에서 숫자 배열이 바뀌는 것을 잘 살펴보세요. 그리고 맨 오른쪽 비어있는 동그라미 안에 알맞은 숫자를 적어 보세요.

1.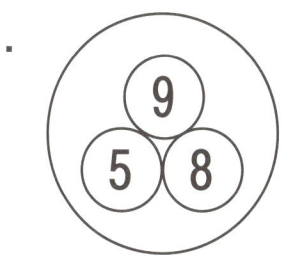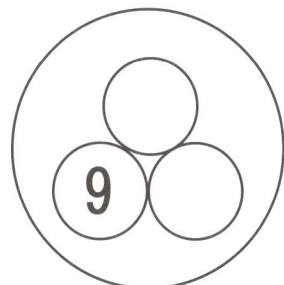

2.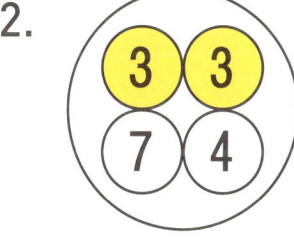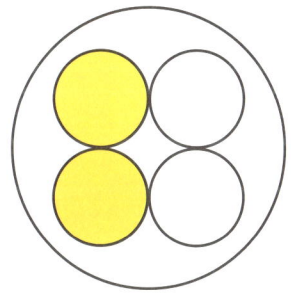

3.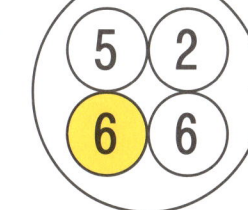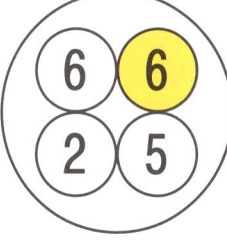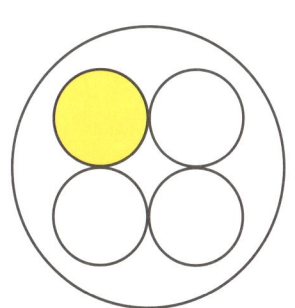

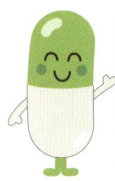 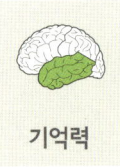 앞 장(68쪽)에서 짝이 되는 것을 본인이 직접 골랐는데요, 무엇이었는지 ◯ 표시해 보세요.

1.

2. 무지개 | 태양 | 운동화 | 여름

3.

4. 절약 | 낭비 | 이자 | 무관심

17일

날짜: ___ 년 월 일 요일 날씨: ___
시작 시각: ___ 시 ___ 분 마친 시각: ___ 시 ___ 분

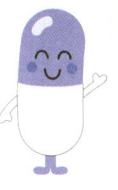 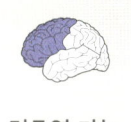
전두엽 기능

다음에서 물건과 이름이 틀리게 적힌 것을 찾아 ○ 표시해 보세요.

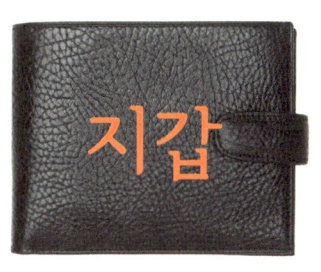 지갑 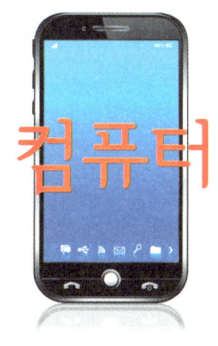 컴퓨터 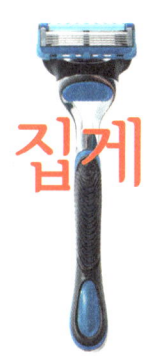 집게

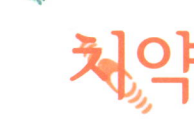 치약 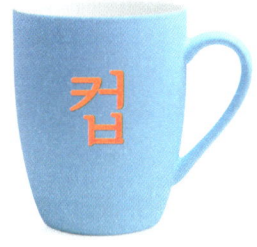 컵 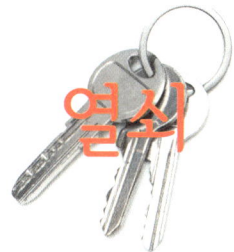 열쇠

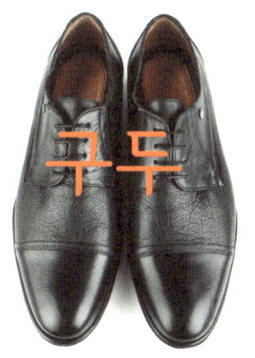 구두 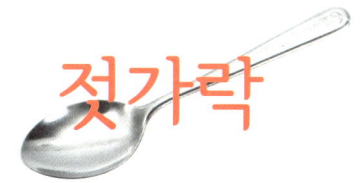 젓가락 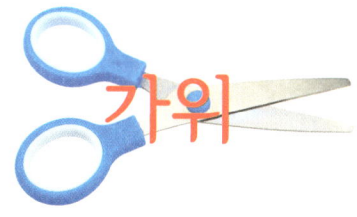 가위

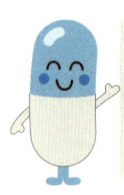

다음 ____에 공통적으로 들어갈 말을 ▭에 적어 보세요.

1.
- 사탕이 _____
- 날개를 _____
- 물건을 저울에 _____

2.
- 텃밭에 물을 _____
- 친구에게 선물을 _____
- 권한을 _____

3.
- 편지를 _____
- 종일 앉아서 전을 _____
- 아들에게 용돈을 _____

4.
- 시험문제를 _____
- 코를 _____
- 엉킨 실타래를 _____

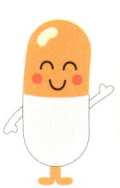 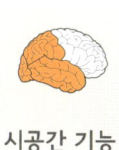

왼쪽 그림을 구성하는 조각을 찾아 선으로 이어 보세요.

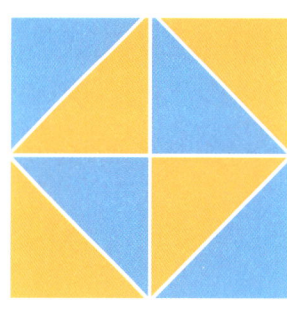 • •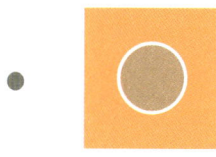

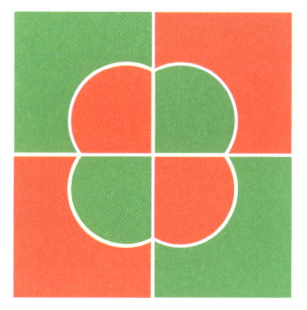 • •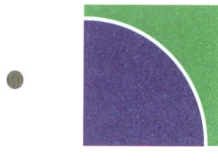

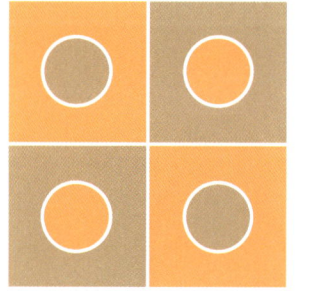 • •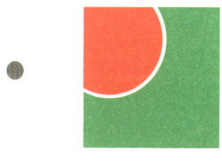

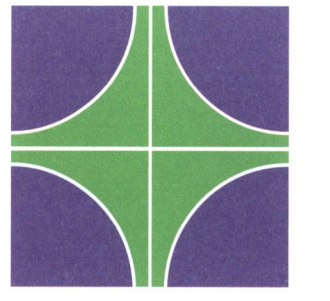 • •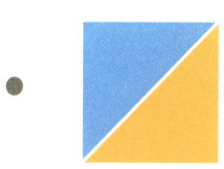

18일

날짜: _____년 ___월 ___일 ___요일   날씨: _____
시작 시각: ___시 ___분   마친 시각: ___시 ___분

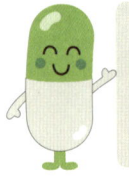
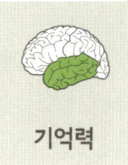
기억력

박미희 할머니의 생신을 축하해 드리려고 가족이 모였습니다. 식당에 와서 먹을 음식을 주문하고 있네요. 누가 어떤 음식을 주문하는지 잘 보고 기억해 두세요.

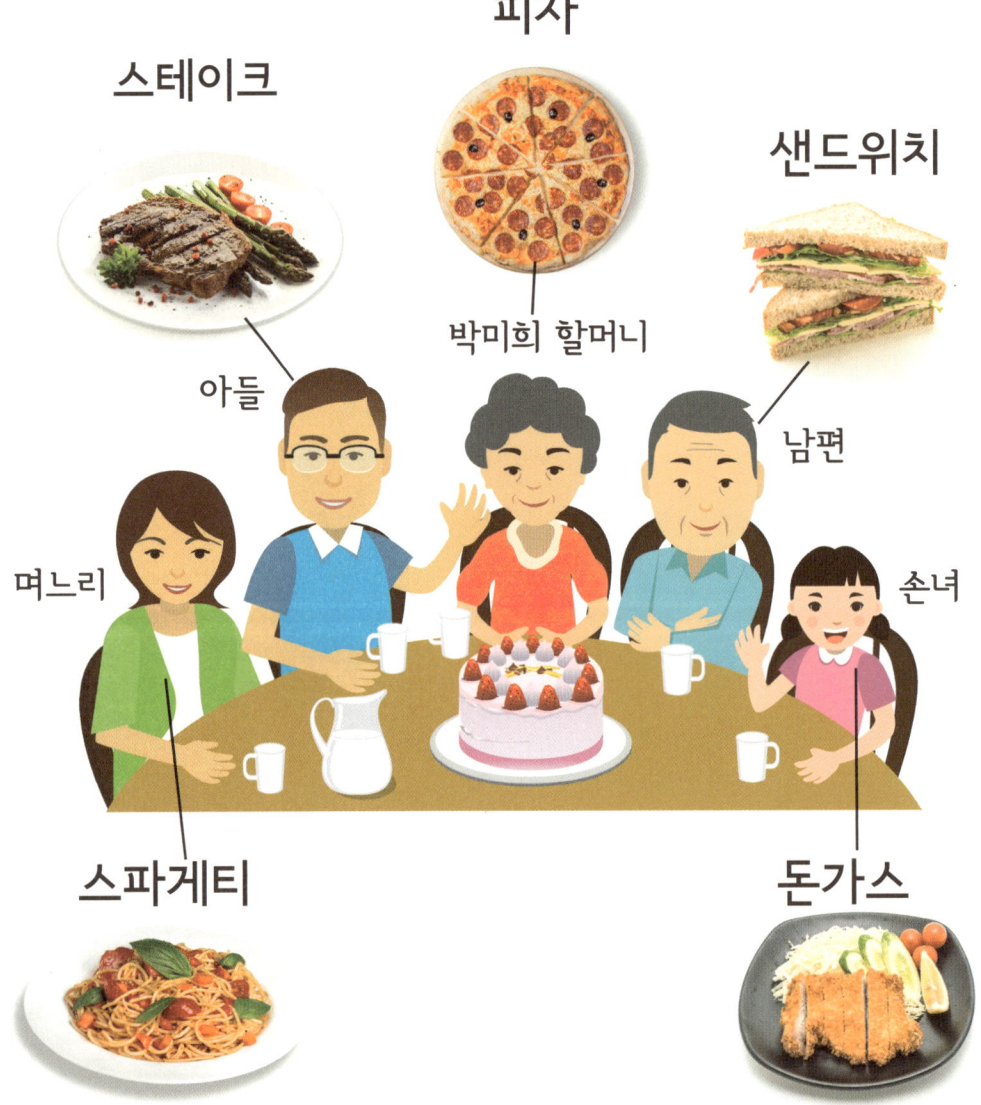

피자 — 박미희 할머니
스테이크 — 아들
샌드위치 — 남편
스파게티 — 며느리
돈가스 — 손녀

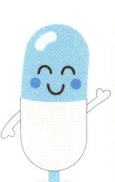 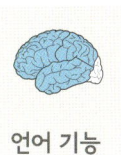

다음 빈칸에 알맞은 글자를 적어 단어를 완성해 보세요.

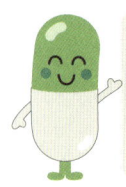 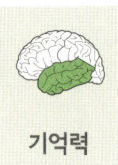
기억력

앞 장(74쪽)에서 외운 내용을 떠올리며 다음 문제를 풀어 보세요.

1. 박미희 할머니의 가족은 어떤 이유로 모였나요?
   (   )

2. 박미희 할머니는 어떤 음식을 주문했나요? (   )

   ① 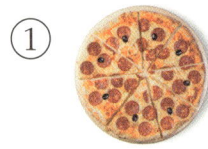 ② 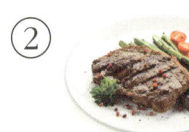 ③ 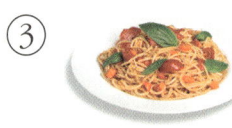 ④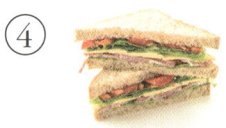

3. 음식과 음식을 시킨 사람이 맞게 연결된 것은 몇 번인가요?
   (   )

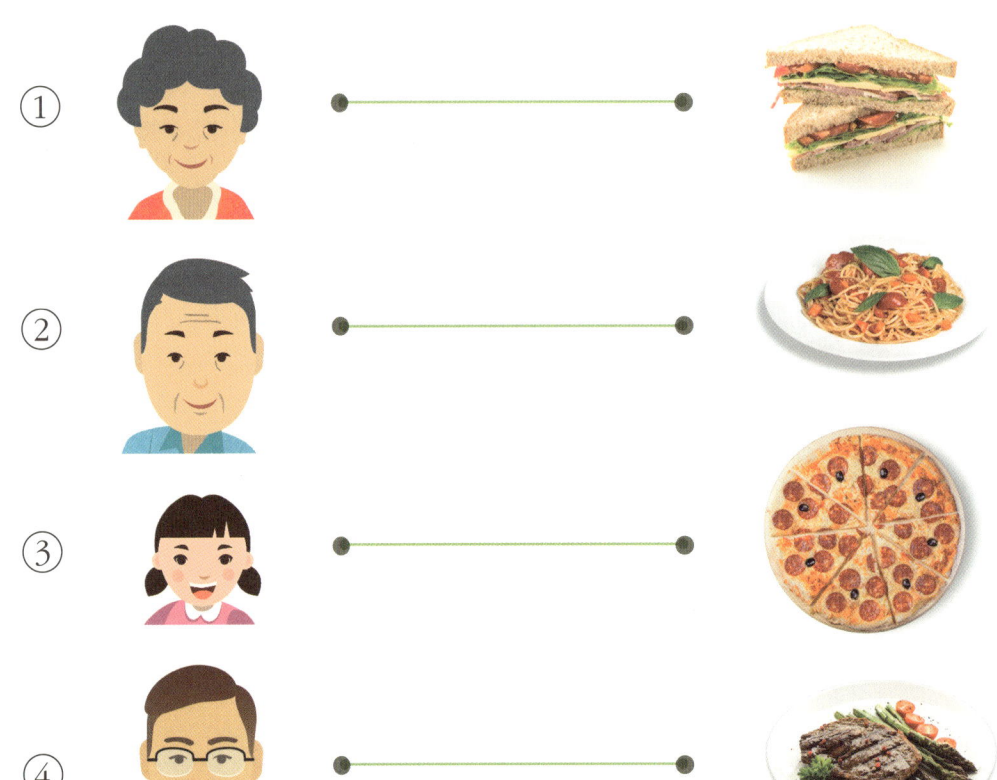

19일

날짜: ____ 년 ____ 월 ____ 일 ____ 요일 날씨: ____
시작 시각: ____ 시 ____ 분   마친 시각: ____ 시 ____ 분

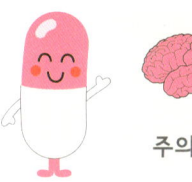

주의력

다음에서 주사위를 가로, 세로 또는 대각선으로 둘씩 묶으면 합이 6이 되는 경우가 생깁니다. 모두 찾아 표시해 보세요(보기를 제외하고 총 8개).

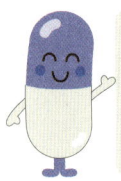 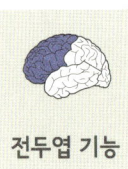 다음 그림을 보고 일이 일어난 순서대로 번호를 빈칸에 적어 보세요.

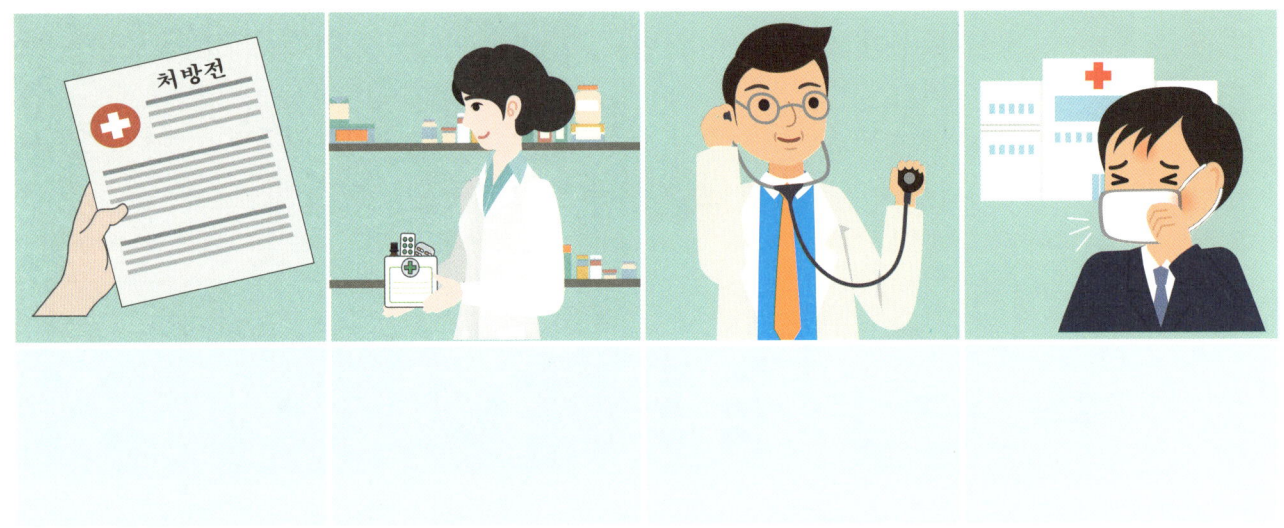

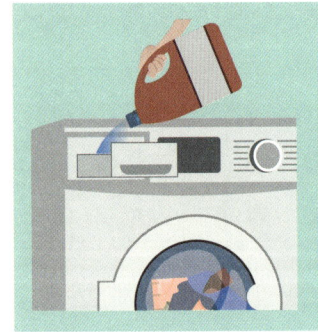 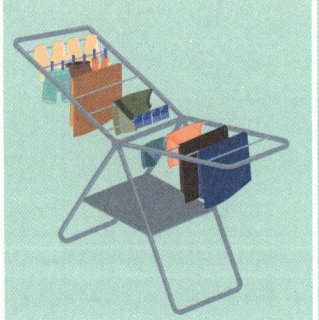 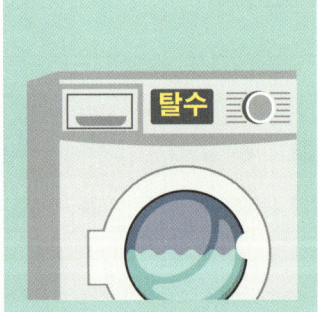 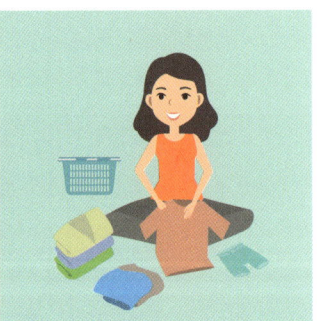

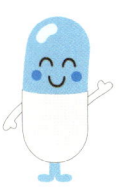 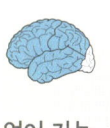

언어 기능

다음 단어들 가운데 의미가 없는 비단어(존재하지 않는 단어)를 모두 찾아 ○ 표시해 보세요(총 10개).

구름	봄	터럭	마당	추셔	두레
창사	마열	언덕	코끼리	카메라	투싱
마을	보라	무지개	부턱	타래	비둘기
고무	공주	바람	작두	언처	보초
궁궐	마을	터불	궁지	단소	창고
기술	습발	동네	둘네	칡	풀피리
너울	하뷱	행색	시소	고추	지도
구릉	연무	듀히	미나리	씨름	언덕

20일

날짜: _____년 _____월 _____일 _____요일 날씨: _____
시작 시각: _____시 _____분   마친 시각: _____시 _____분

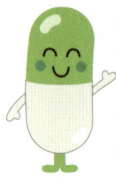 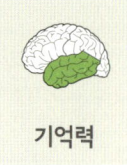

기억력

다음은 유럽 지도입니다. 나라들의 이름과 위치를 잘 기억해 두세요.

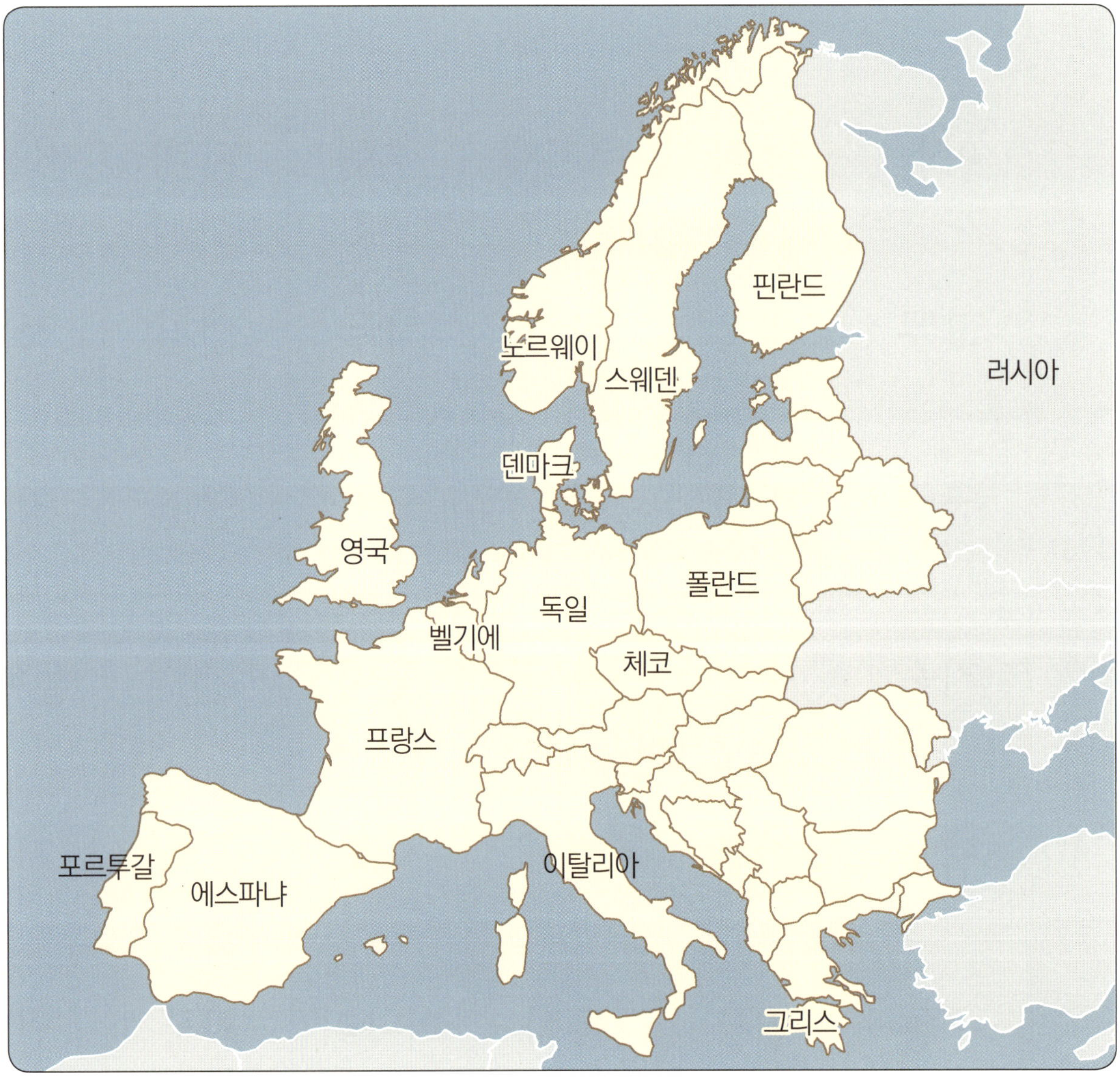

핀란드
노르웨이
스웨덴
러시아
덴마크
영국
폴란드
벨기에 독일
체코
프랑스
포르투갈 에스파냐
이탈리아
그리스

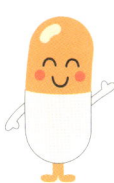 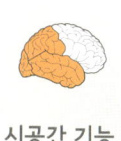
시공간 기능

다음은 다양한 직업에 종사하는 사람들입니다. 복장이 위아래 짝이 맞도록 선으로 이어 보세요.

1.

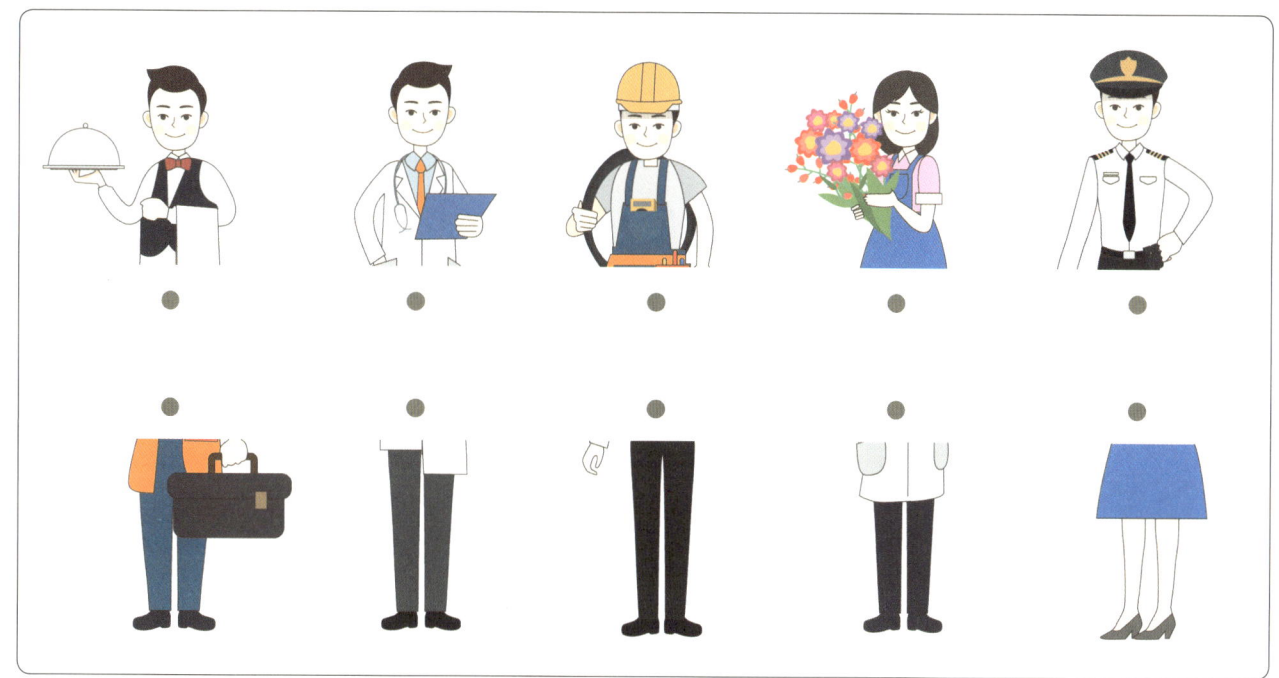

2.

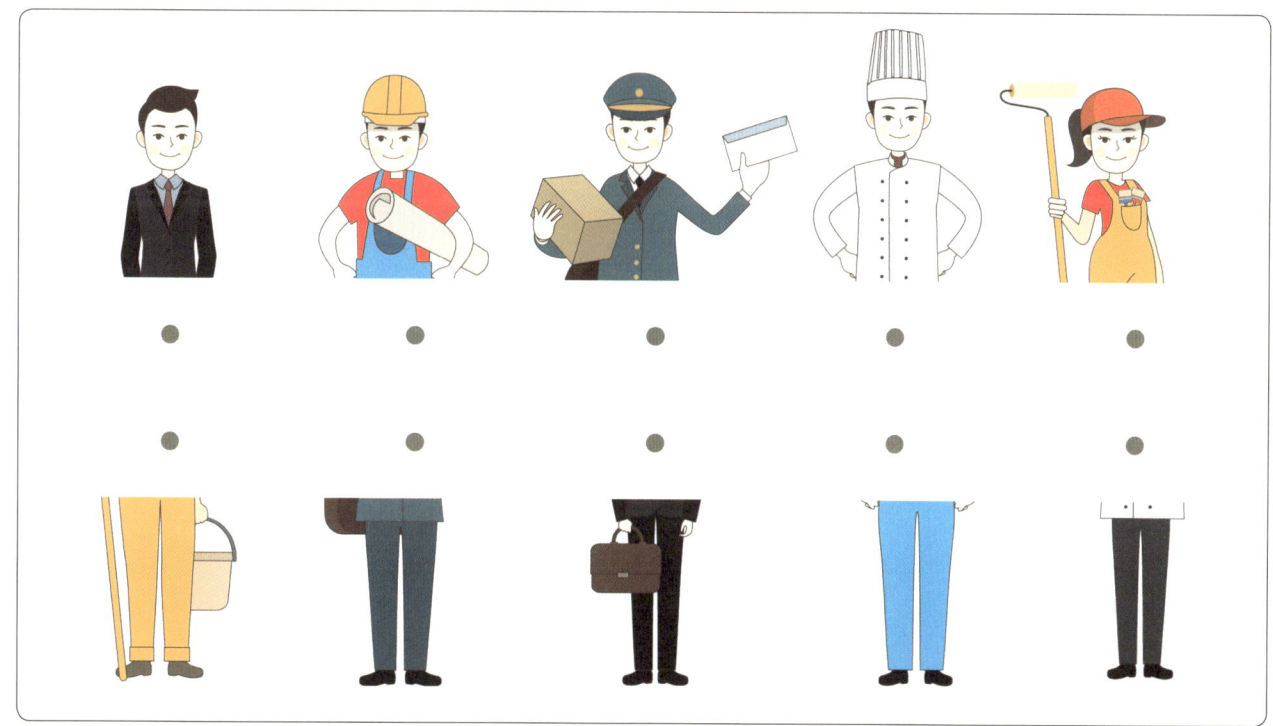

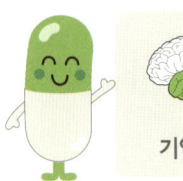 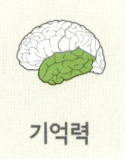

앞 장(80쪽)에서 기억한 유럽 지도를 떠올리며, ☐에 해당하는 나라의 이름을 적어 보세요.

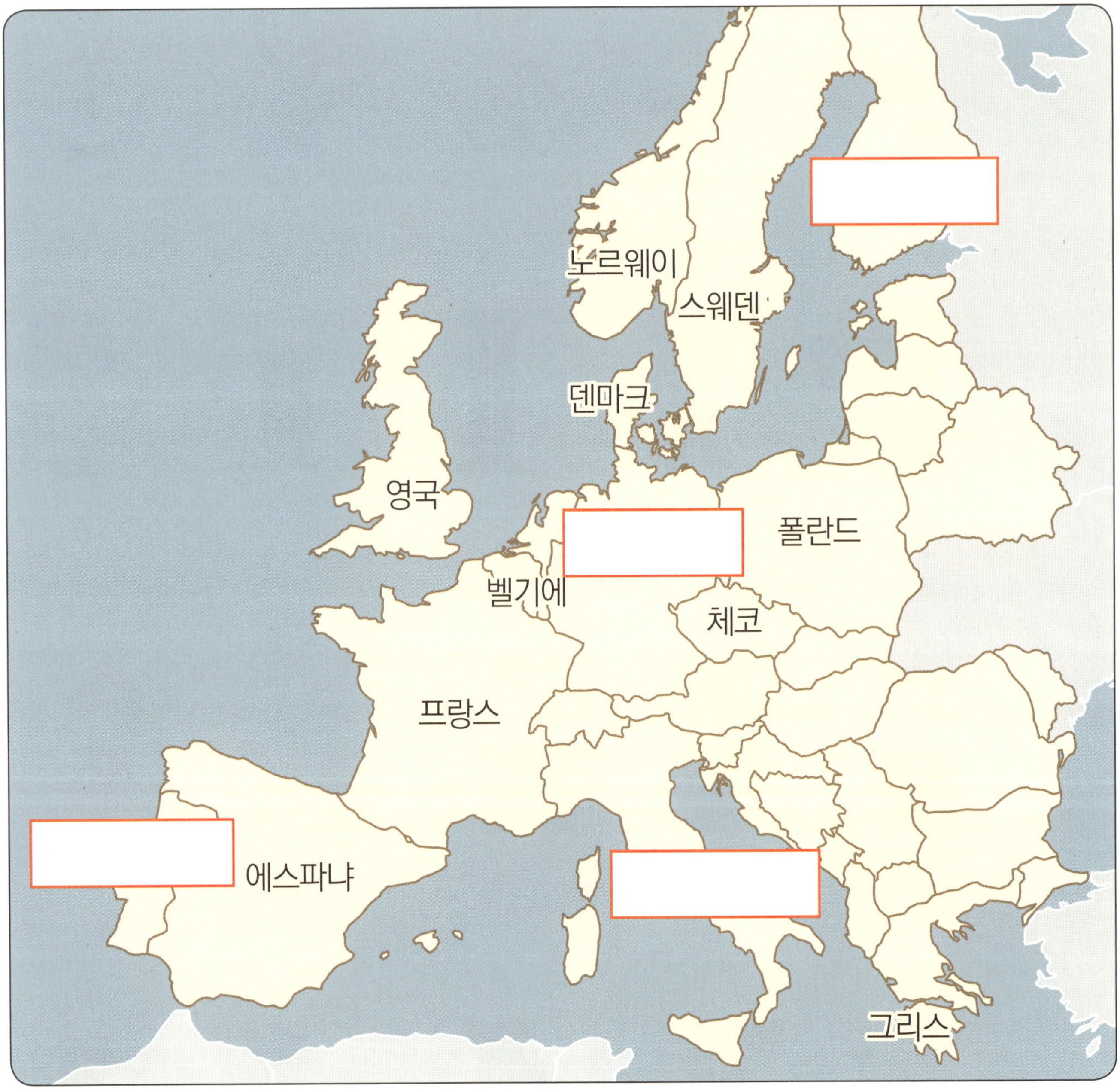

21일

날짜: _____ 년 ___ 월 ___ 일 ___ 요일   날씨: _____
시작 시각: ___ 시 ___ 분   마친 시각: ___ 시 ___ 분

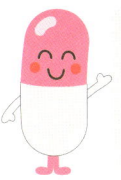 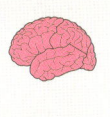
주의력

다음 문장의 글자를 아래 표에서 모두 찾아 ○ 표시해 보세요.

매일 꾸준한 뇌 훈련은 치매를 예방합니다

를	호	주	치	미	솔	매
안	매	정	반	시	준	는
공	장	뇌	재	명	남	초
요	예	나	일	라	당	한
훈	더	어	민	방	국	의
평	군	련	대	해	용	합
다	꾸	카	송	니	은	잘

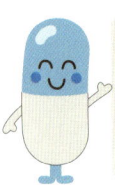 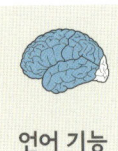

언어 기능

다음 그림을 보고 각각의 신체 부위에 해당하는 번호를 □에 적어 보세요.

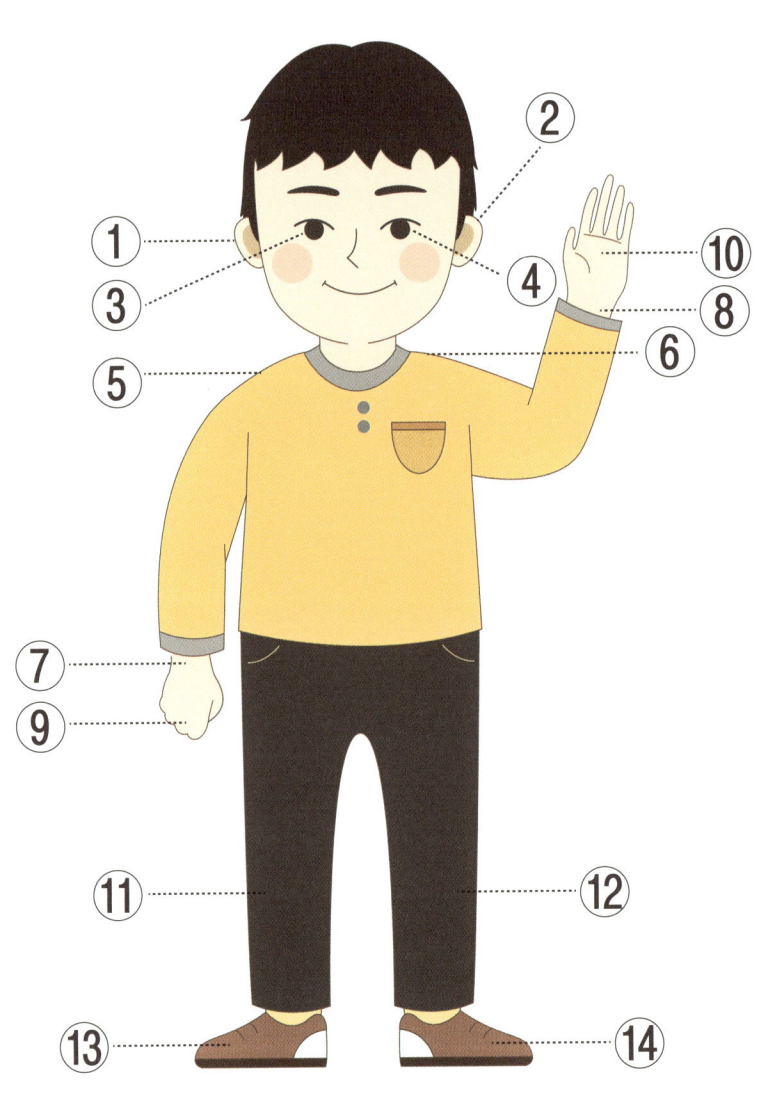

1. 왼쪽 손목		2. 오른쪽 발	
3. 오른쪽 어깨		4. 오른쪽 무릎	
5. 왼쪽 눈		6. 왼쪽 귀	
7. 왼쪽 손		8. 오른쪽 눈	

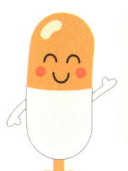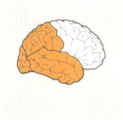

보기 를 여러 개 붙여서 아래 도형들을 만들었습니다. 이 사각형이 가장 많이 사용된 도형은 몇 번인가요? (　　)

보기

①

②

③

④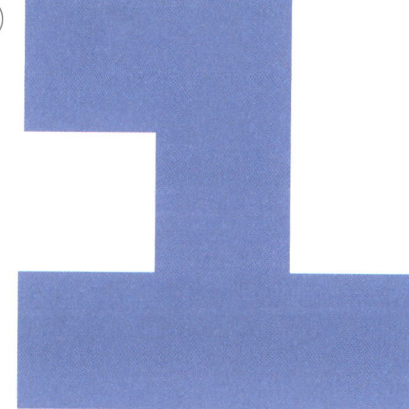

⑤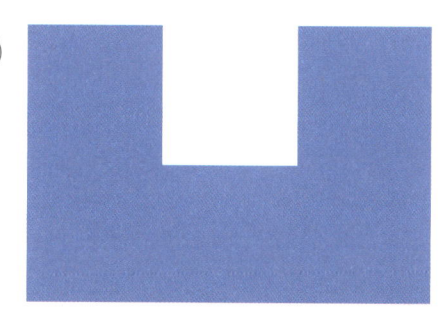

⑥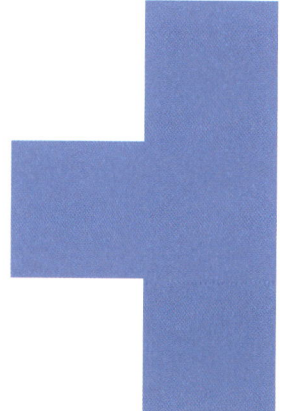

22일

날짜: _____년 _____월 _____일 _____요일 날씨: _____
시작 시각: _____시 _____분   마친 시각: _____시 _____분

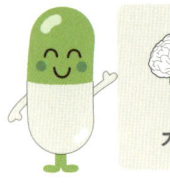 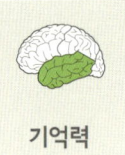

오늘은 우리나라 국기인 태극기를 그려 보겠습니다. 그림을 보면서 아래 칸에 똑같이 그려 보세요. 그리면서 모양과 색깔을 잘 기억해 두세요.

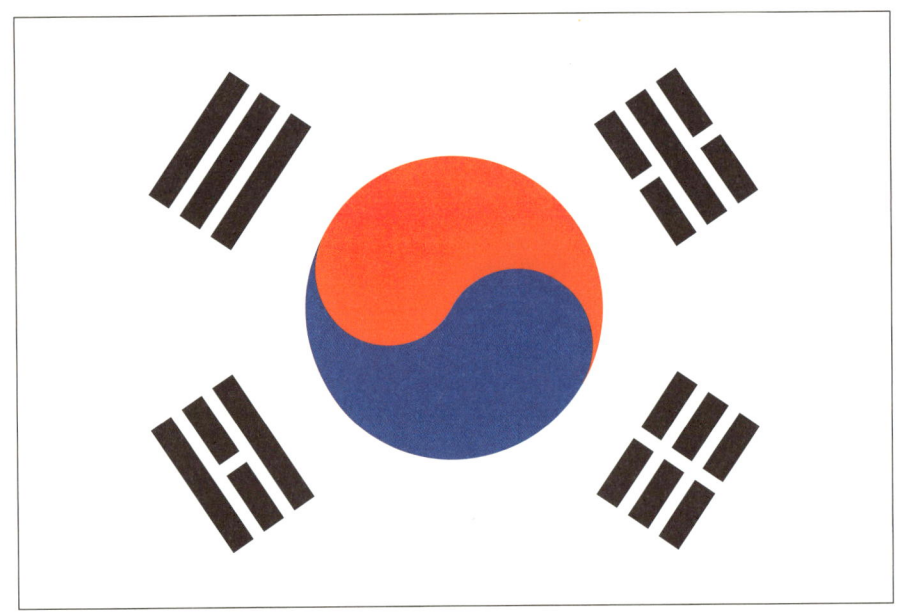

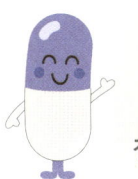 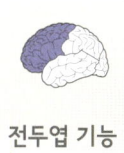
전두엽 기능

보기 의 두 그림의 관계를 잘 이해해서 ( )에 알맞은 번호를 적어 보세요.

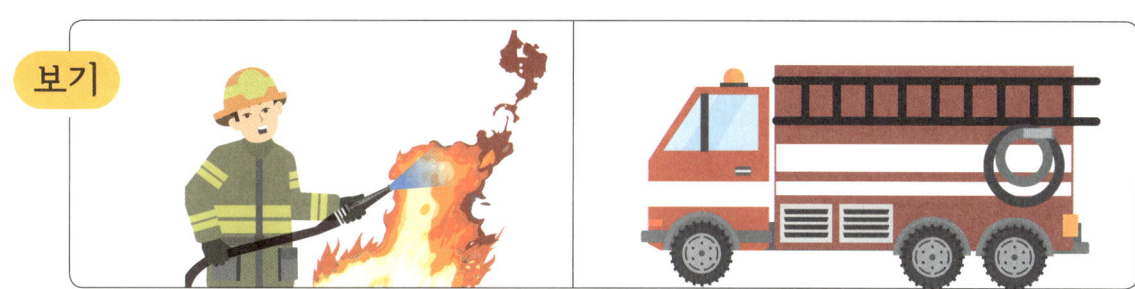

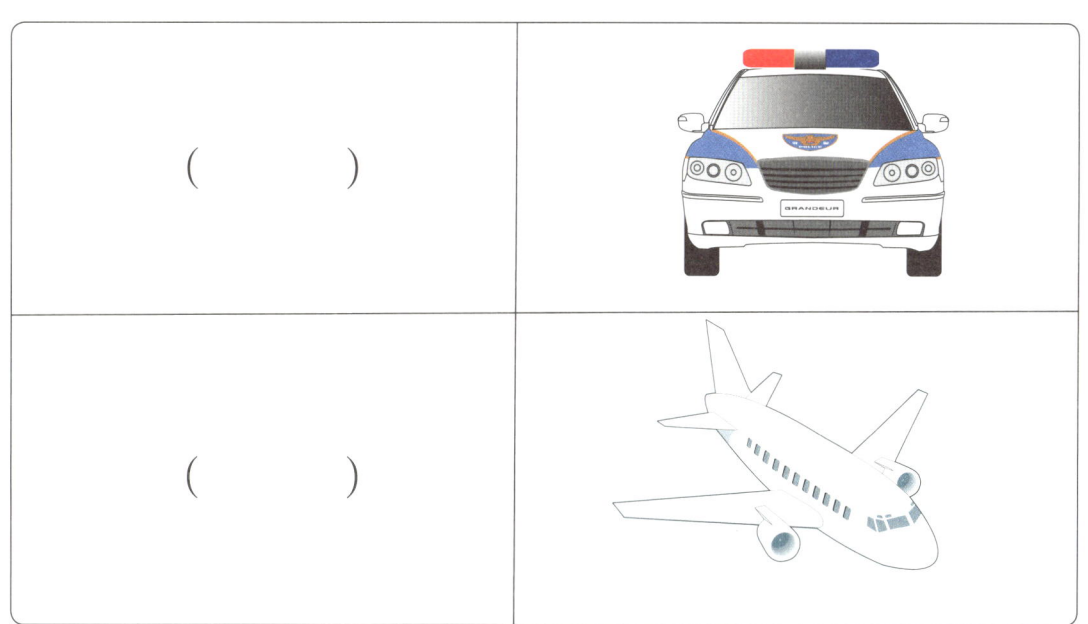

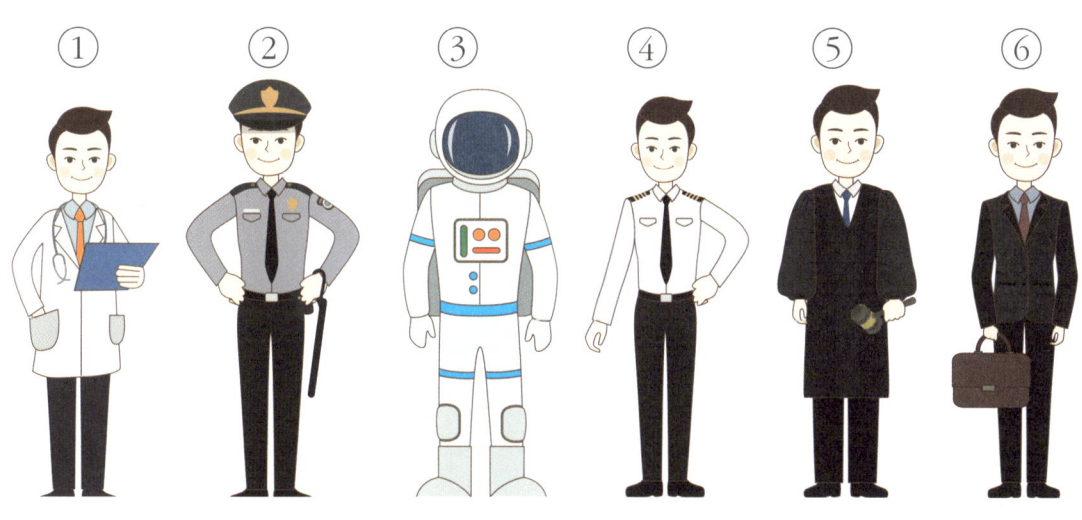

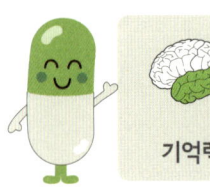

앞 장(86쪽)에서 태극기를 그려 보았습니다. 기억을 잘 떠올리면서 정확하게 다시 한 번 그려 보세요.

23일

날짜: _____ 년 ___ 월 ___ 일 ___ 요일   날씨: _____
시작 시각: ___ 시 ___ 분   마친 시각: ___ 시 ___ 분

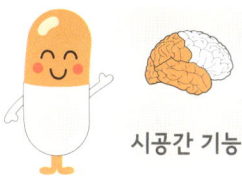

왼쪽 그림과 똑같이 오른쪽 그림에 색칠해 보세요.

1.

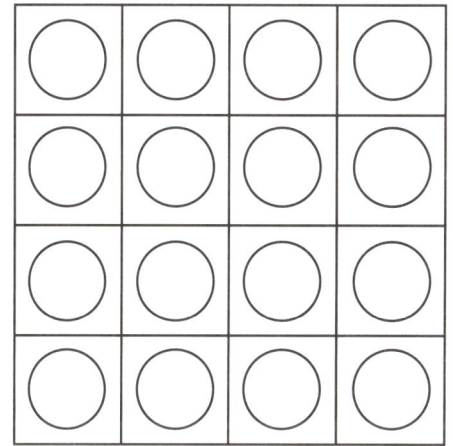

2.

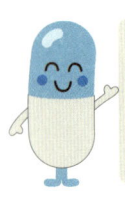 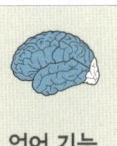 다음 중 슬픔과 어울리는 단어를 모두 찾아 ◯ 표시해 보세요.

흑흑

허걱

빈둥빈둥

으악

글썽글썽

방실방실

엉엉

하하하

히히호호

두근두근

훌쩍훌쩍

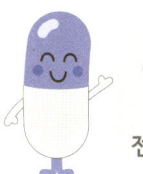
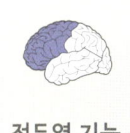
전두엽 기능

두 사람이 메뉴판을 보고 음식을 주문하고 있습니다. 음식의 가격을 계산해 보고, 두 사람 중 누가 얼마를 더 지불해야 할지 (   )에 적어 보세요.

■ 누가?   (   )

■ 얼마나 더 지불해야 하나요? (원)

메뉴

계란 샌드위치	2,200	햄연어 샌드위치	3,500	카페모카	2,800
햄치즈 샌드위치	2,500	아메리카노	2,000	과일팩	3,500
아보카도 샌드위치	3,200	카페라테	2,500	하와이안 샐러드	4,200

* 샌드위치 + 아메리카노 = 샌드위치 가격에서 1,000원만 추가

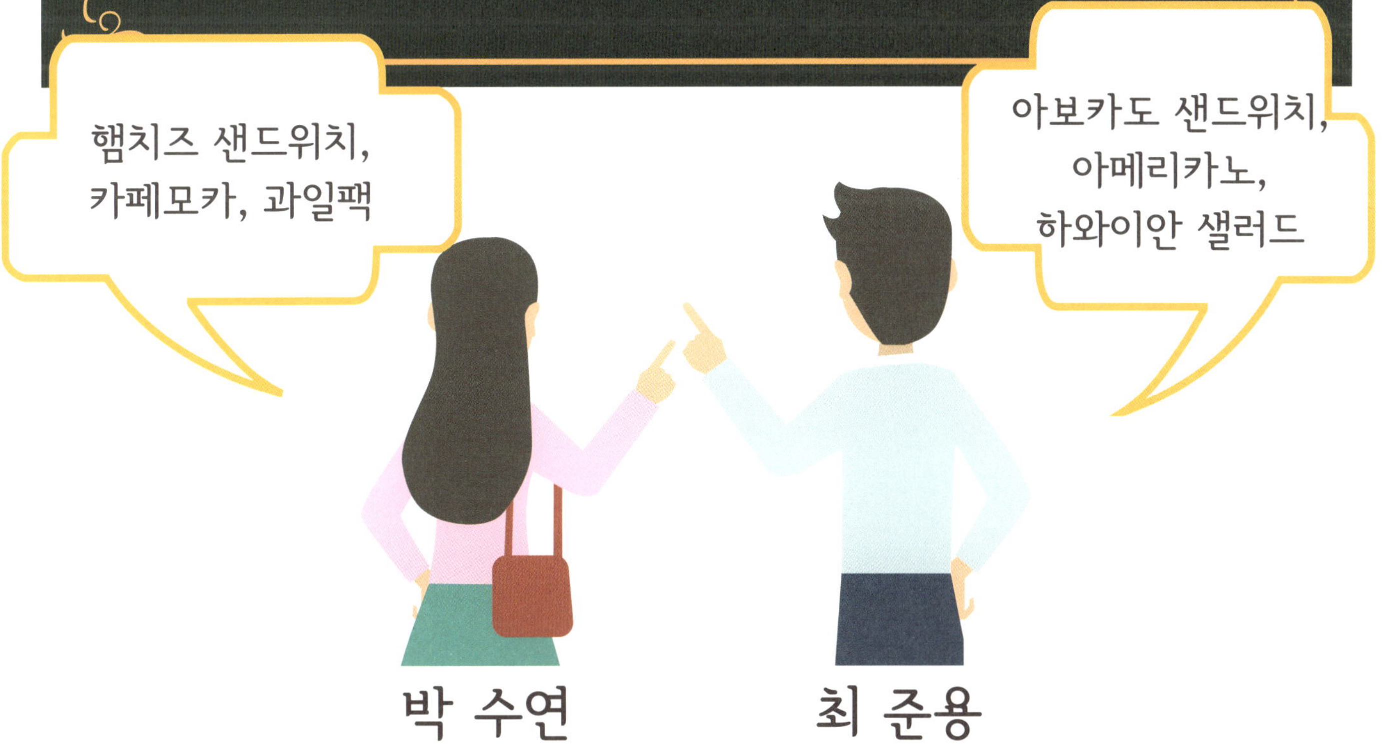

박수연: 햄치즈 샌드위치, 카페모카, 과일팩

최준용: 아보카도 샌드위치, 아메리카노, 하와이안 샐러드

24일

날짜: _____ 년 ___ 월 ___ 일 ___ 요일   날씨: _____
시작 시각: ___ 시 ___ 분   마친 시각: ___ 시 ___ 분

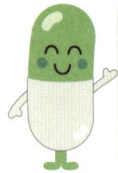 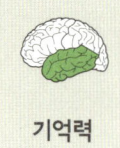
기억력

이사를 한 노민자 할머니가 집 근처 노인정을 찾았습니다. 노인정의 할머니들은 노민자 할머니를 반갑게 맞아 주었습니다. 노민자 할머니는 다음처럼 자기 소개를 하였습니다. 할머니의 이야기를 잘 읽고 내용을 기억해 두세요.

안녕하세요. 이렇게 반갑게 맞아 주셔서 고마워요.

저는 노민자라고 해요. 노원구 상계동에서 살다가 직장에 다니는 딸의 육아를 도우려고 딸 집 근처인 여기 잠실로 이사를 오게 되었어요. 상계동에서 한식당을 30년 동안 운영했었는데, 작년에 무릎 수술을 받고 그만두었지요.

손녀딸이 아직 어리긴 하지만 어린이집에 다니고 있으니, 시간 날 때마다 노인정에 오려고 해요.

좋은 관계 잘 유지했으면 좋겠습니다. 나중에 여기 계신 분들께 황태북엇국 맛있게 만들어 대접할게요.

반갑습니다.

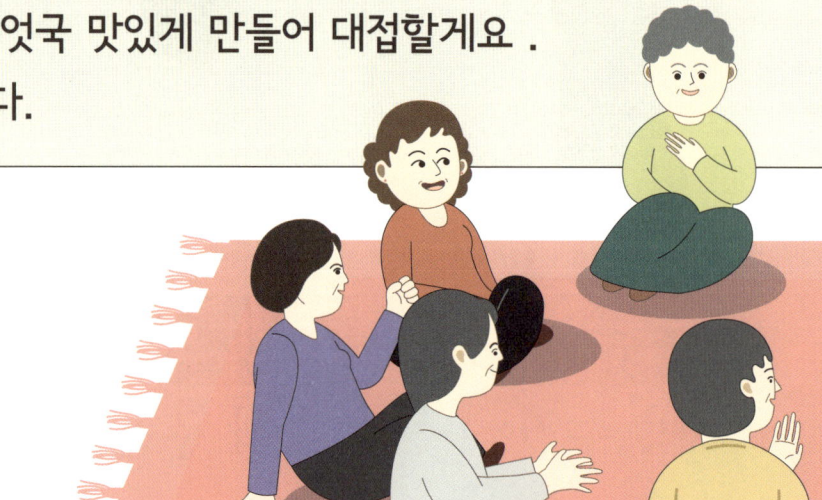

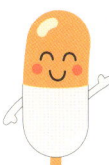 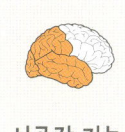

시공간 기능

시은이가 할머니와 함께 퍼즐을 맞추고 있습니다. 퍼즐판을 보고, 아래의 그림들이 어느 자리에 들어가야 할지 선으로 이어 보세요.

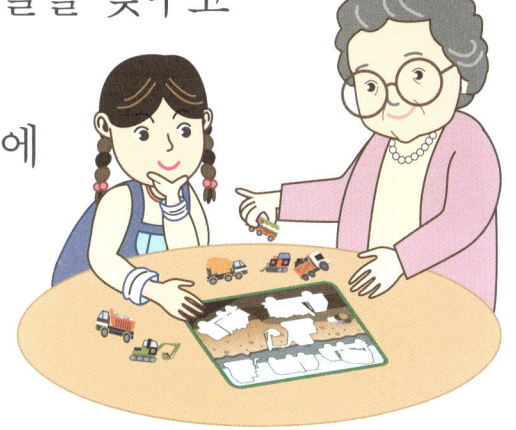

퍼즐판

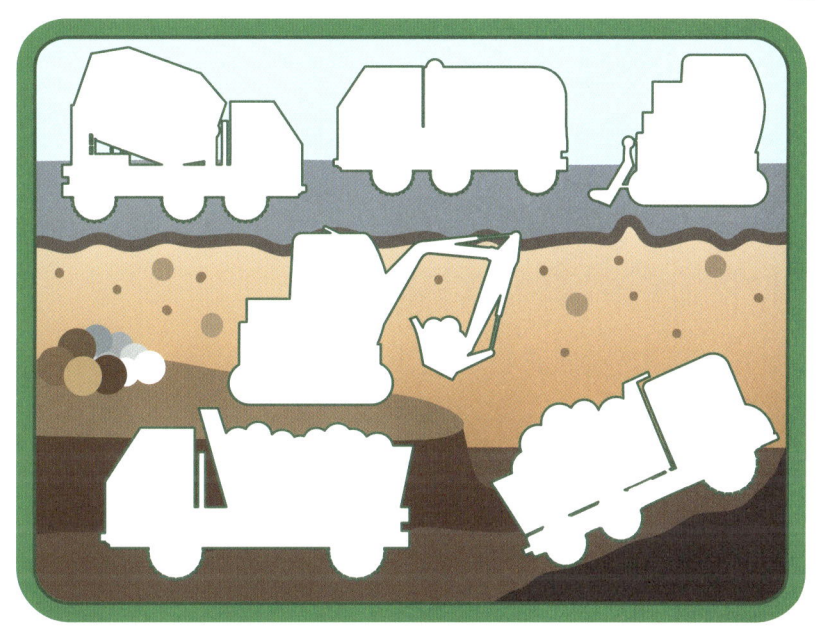

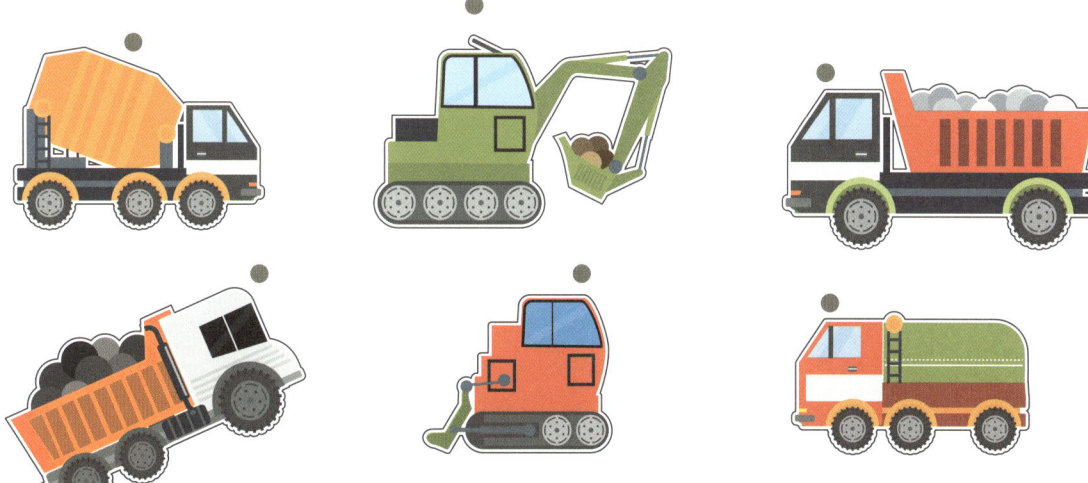

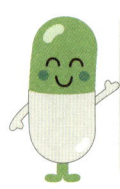 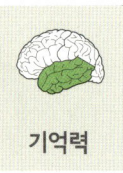 앞 장(92쪽)에서 노민자 할머니에 대해 기억한 내용을 떠올리며 다음 문제를 풀어 보세요.

1. 노민자 할머니에 대한 설명으로 틀린 것은 몇 번인가요?
   (   )

   ① 잠실로 이사를 왔다.
   ② 30년 동안 한식당을 운영했다.
   ③ 작년에 고관절 수술을 받았다.
   ④ 손녀가 어린이집에 다니고 있다.

2. 노민자 할머니가 전에 살던 동네는 어디였나요?
   (   )

3. 노민자 할머니는 노인정 식구들에게 어떤 음식을 대접하기로 했나요?
   (   )

25일

날짜:　　　년　월　일　요일　날씨:
시작 시각:　　시　　분　　마친 시각:　　시　　분

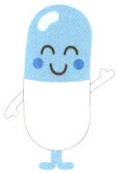
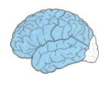
언어 기능

다음 (　) 에 들어갈 동물을 보기 에서 골라 적어서 속담을 완성해 보세요.

> 보기 곰, 코끼리, 닭, 소, 고양이, 개구리, 송아지

1. 못된 (　　　) 엉덩이에 뿔 난다.

2. 얌전한 (　　　) 부뚜막에 먼저 오른다.

3. (　　　) 잃고 외양간 고친다.

4. 우물 안 (　　　).

5. 재주는 (　　　) 이 넘고 돈은 주인이 받는다.

6. 장님 (　　　) 말하듯 한다.

7. (　　　) 쫓던 개 지붕만 쳐다본다.

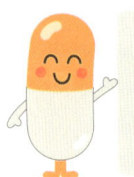 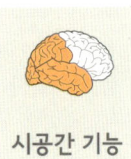
시공간 기능

대나무 숲에 동물들이 숨어 있습니다. 모두 찾아 ○ 표시하고(총 5마리), (   ) 안에 이름을 적어 보세요.

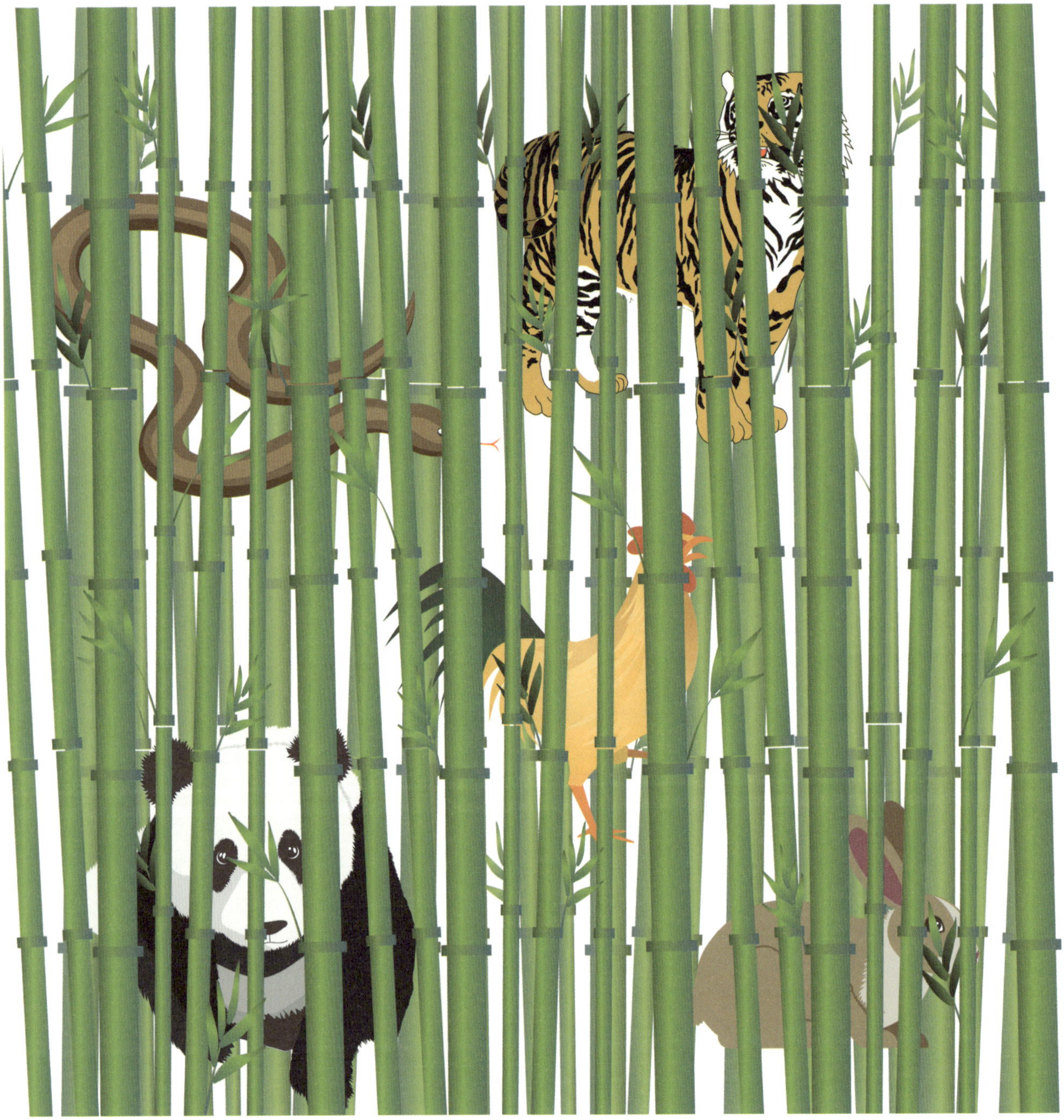

(   ), (   ), (   ), (   ), (   )

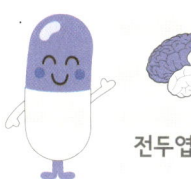

전두엽 기능

다음 중국집 메뉴판을 보고 질문에 답해 보세요.

옛 날 짜 장	4,000	해 물 짬 뽕	6,000
홍 합 짬 뽕	4,500	불 짬 뽕	6,000
홍 합 짬 뽕 밥	5,000	해물볶음밥	6,000
볶 음 짬 뽕	5,500	찹쌀탕수육	小 13,000 / 大 20,000
볶 음 짬 뽕 밥	6,000		
해물 쟁반 짜장	12,000	만 두	小 3,000 / 大 5,000
상하이쟁반짜장	15,000		
간 짜 장	5,000	팔 보 채	30,000
우 동	5,000	양 장 피	30,000
물 짜 장	5,000	잡 채	15,000
볶 음 밥	5,000	고 추 잡 채	25,000
잡 채 밥	5,000		

1. 옛날짜장, 해물짬뽕, 간짜장을 주문하면 가격이 얼마인가요?
   (원)

2. 찹쌀탕수육 小, 잡채, 볶음밥을 주문하면 가격이 얼마인가요?
   (원)

3. 해물쟁반짜장, 찹쌀탕수육 大, 양장피를 주문하면 가격이 얼마인가요?
   (원)

26일

날짜: _____ 년 ___ 월 ___ 일 ___ 요일   날씨: _____
시작 시각: ___ 시 ___ 분   마친 시각: ___ 시 ___ 분

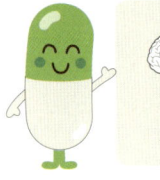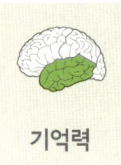 다음 모양을 잘 기억한 다음 뒷장(100쪽)으로 넘겨 문제를 풀어 보세요.

1.

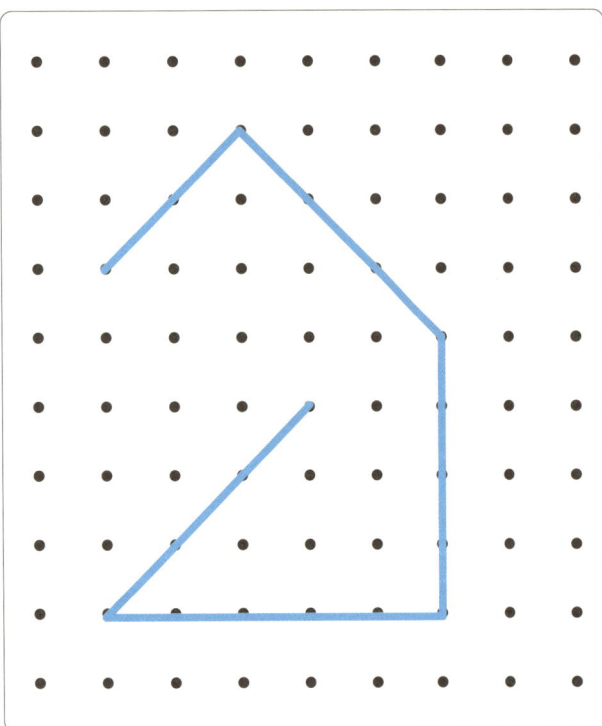

2.

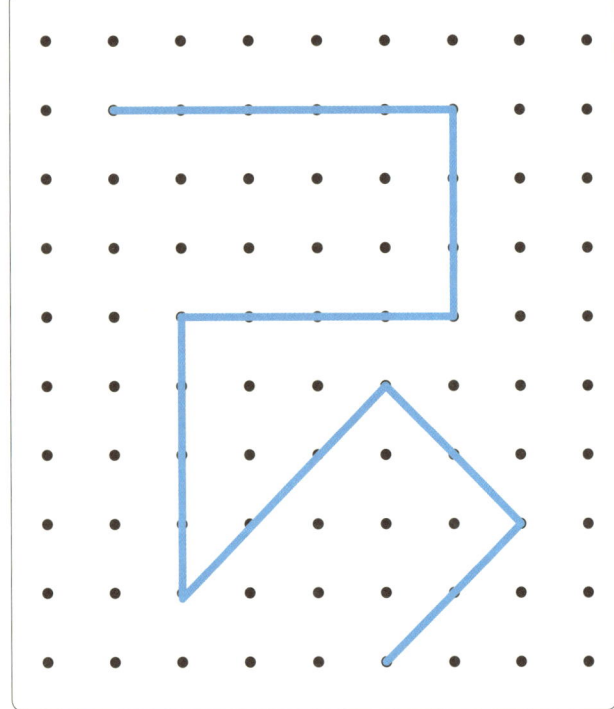

주의력

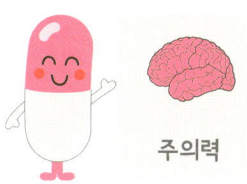

다음에서 파리( )와 개미( )를 모두 찾아 ○ 표시해 보세요. 단, 파리만 찾아서 표시하거나, 개미만 찾아서 표시하시면 안 됩니다. 한 줄씩 순서대로 보면서 표시하셔야 합니다.

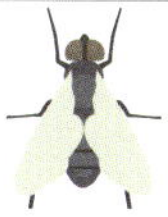

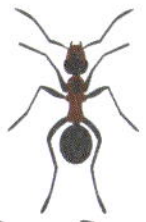

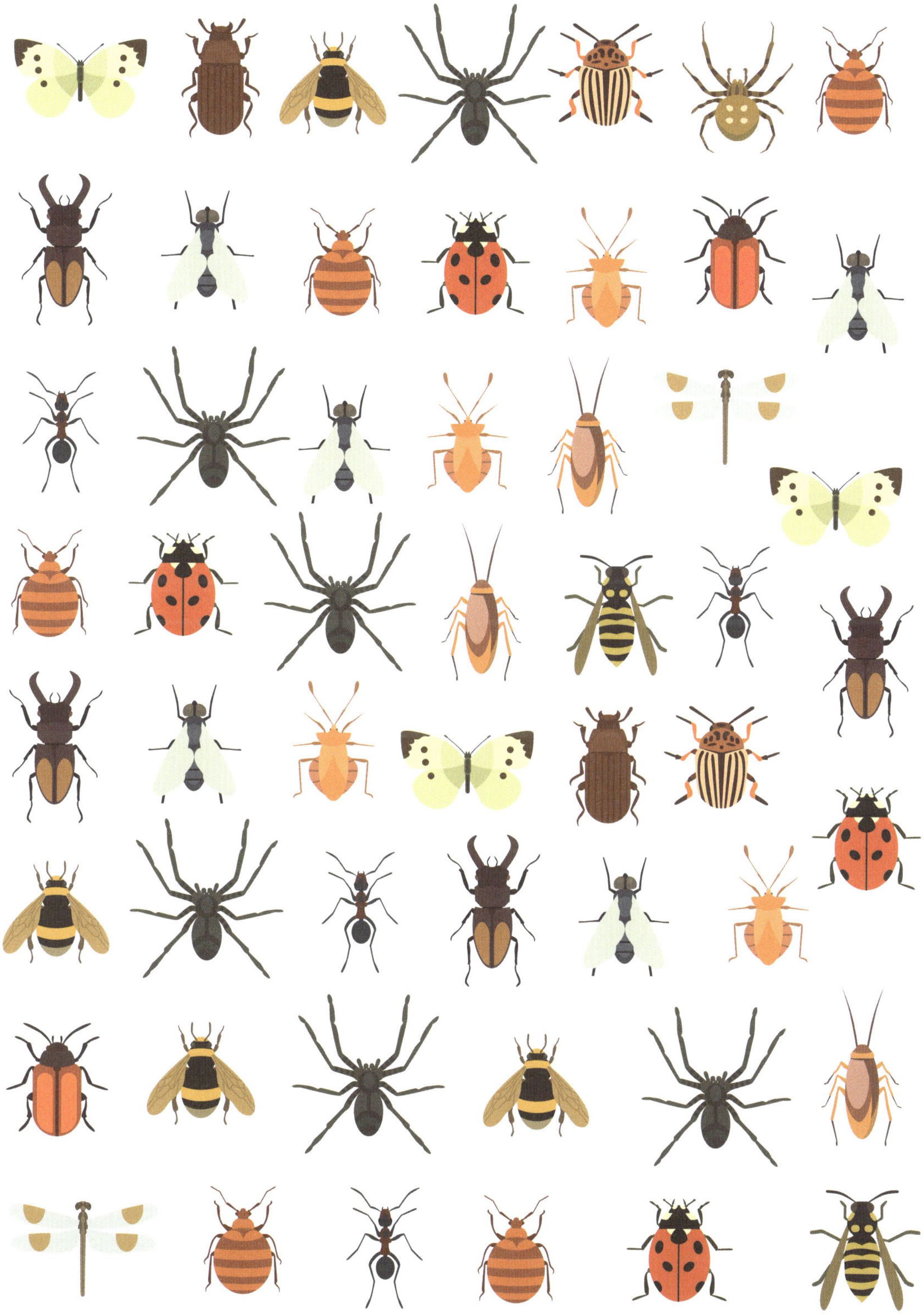

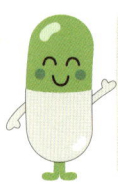 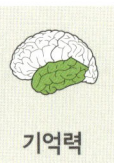

앞 장(98쪽)에서 기억한 모양을 떠올리며 빠진 부분을 그려 보세요.

1.

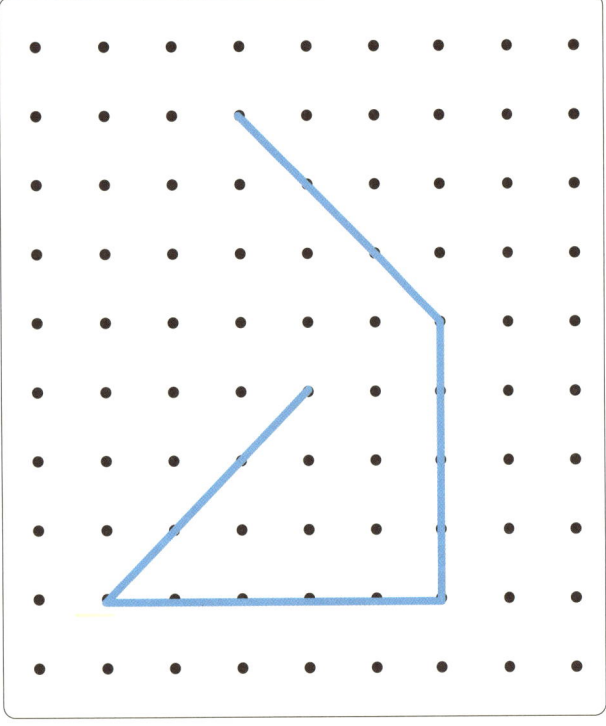

2.

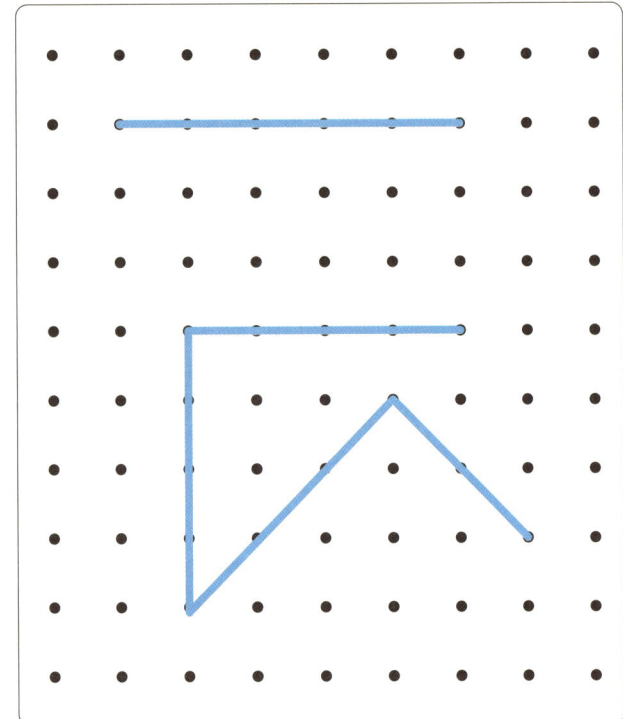

27일

날짜: _____ 년 ___ 월 ___ 일 ___ 요일   날씨: _____
시작 시각: ___ 시 ___ 분   마친 시각: ___ 시 ___ 분

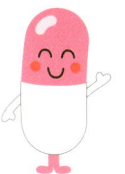 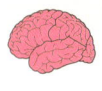

주의력

다음 숫자들 가운데 '7'을 포함하고 있는 숫자에는 ○를, '5'를 포함하고 있는 숫자에는 △로 표시해 보세요. 두 가지 다 포함하는 경우라면 ○, △를 같이 표시해 보세요.

14	27	35	79	55	21	19
79	25	68	72	15	57	93
24	26	76	13	69	74	37
87	17	83	95	61	90	23
11	42	75	43	10	53	65
45	72	14	33	47	99	20
18	47	98	70	52	13	49

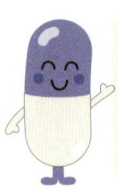 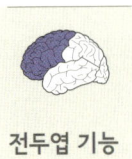

다음 도형들이 변화하는 규칙을 잘 이해해 보세요.
그리고 ?에 들어갈 도형을 찾아 ○ 표시해 보세요.

1.
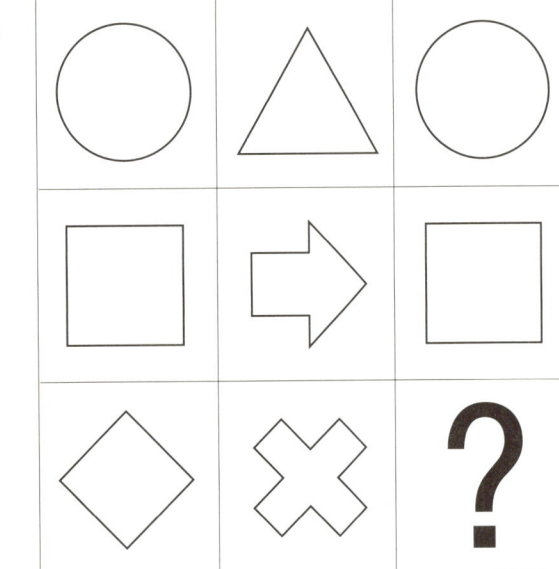

① 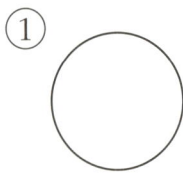 ②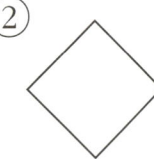

③ 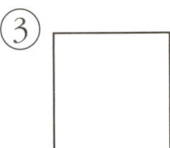 ④

2.
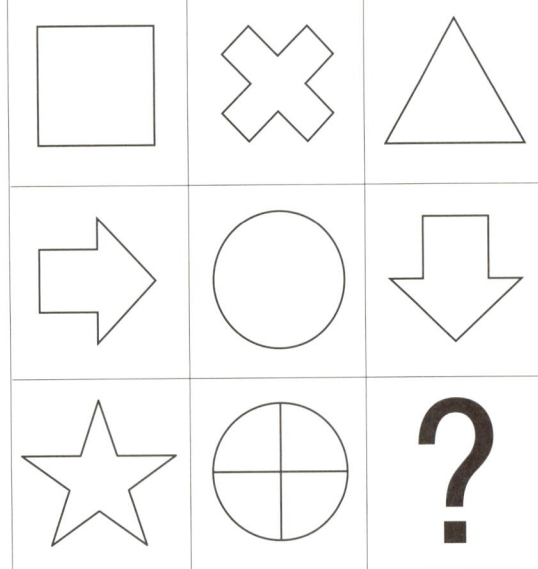

① 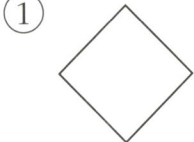 ②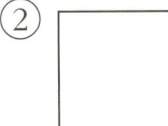

③ 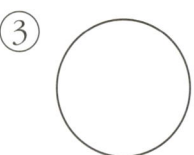 ④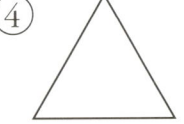

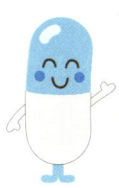 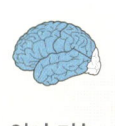

다음에서 손동작을 잘 보고, 어떤 도구를 사용하고 있는지 알맞은 번호에 ○ 표시해 보세요.

1.
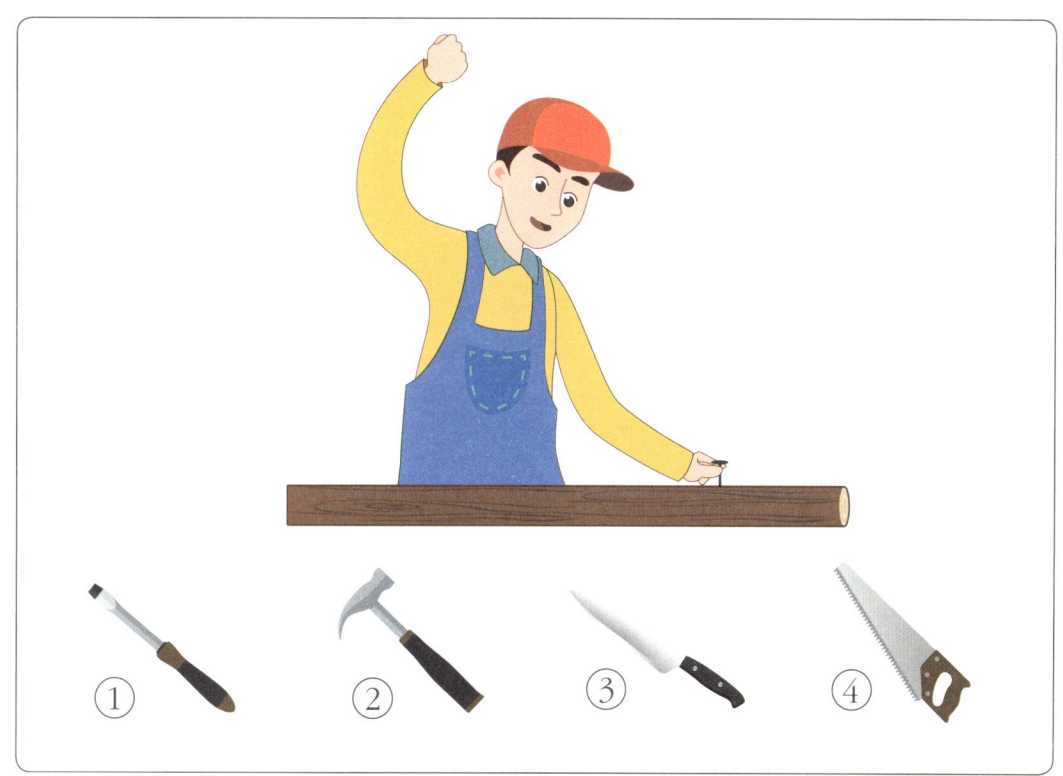

2.
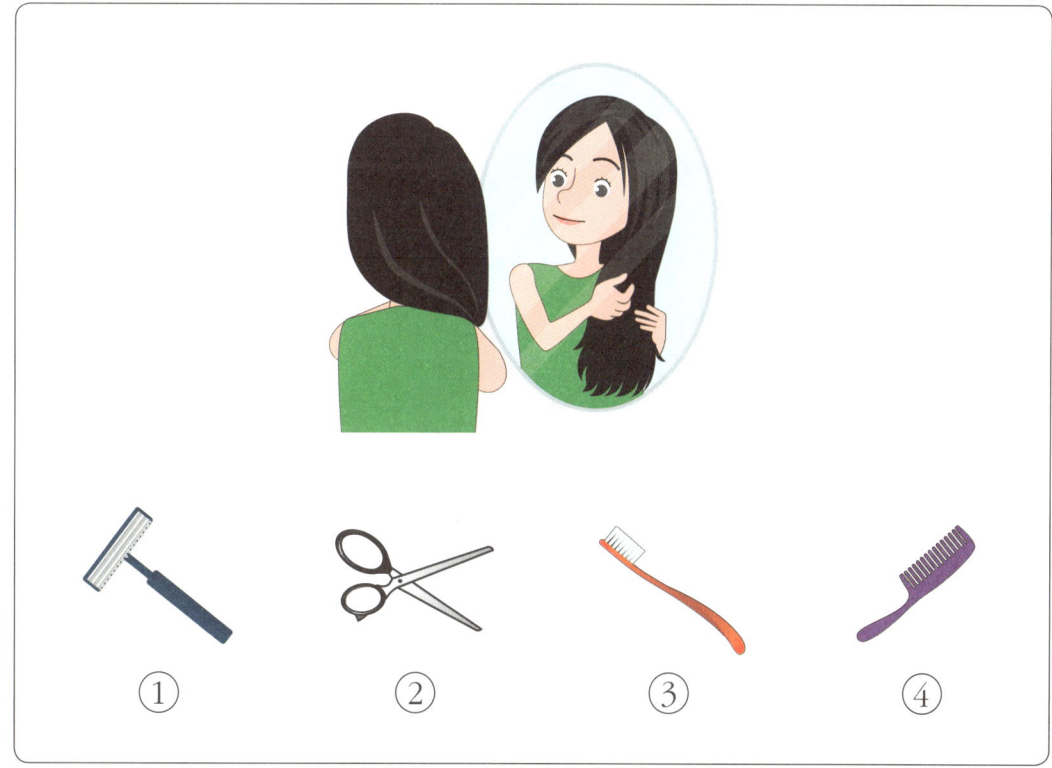

28일

날짜: ____년 ____월 ____일 ____요일 날씨: ____
시작 시각: ____시 ____분   마친 시각: ____시 ____분

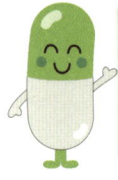 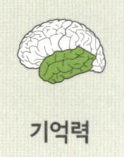
기억력

다음 메뉴판을 보고 어머니, 아버지, 당숙이 식사한 메뉴와 칼로리를 ( )에 적어 보세요. 그리고 내가 먹을 메뉴를 자유롭게 정하여 메뉴와 칼로리를 적어 보세요.

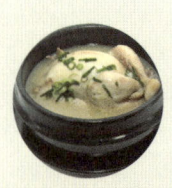 삼계탕 1000kcal   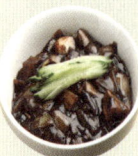 짜장면 864kcal   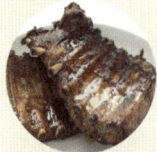 돼지갈비 350kcal

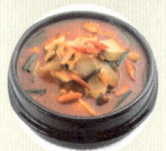 김치찌개 243kcal   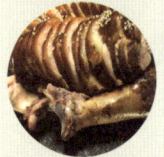 족발 768kcal   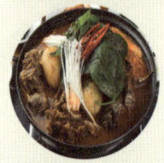 감자탕 900kcal

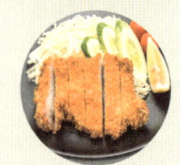 돈가스 574kcal   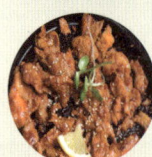 제육볶음 557kcal   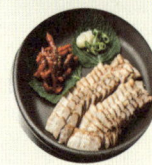 보쌈 300kcal

어머니   아버지

메뉴 (   )   메뉴 (   )
칼로리(   ) Kcal   칼로리(   ) Kcal

메뉴 (   )   메뉴 (   )
칼로리(   ) Kcal   칼로리(   ) Kcal

당숙   나

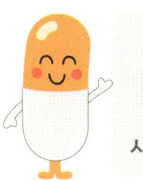 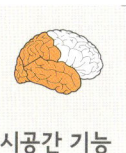

다음 그림에 들어가지 않는 도형을 모두 찾아 ○ 표시해 보세요.

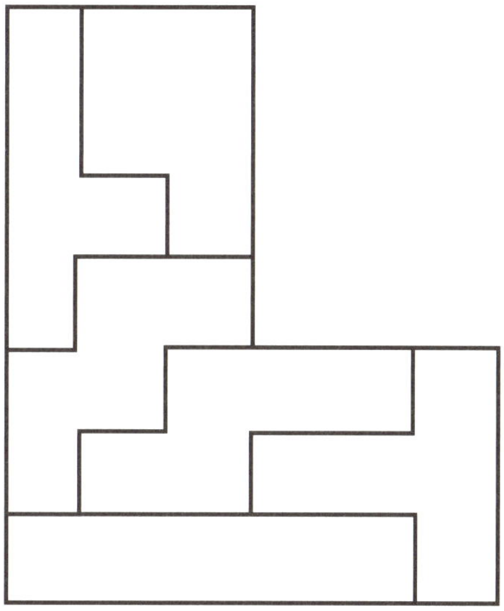

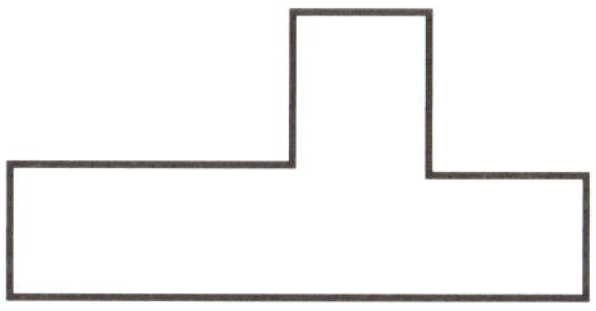

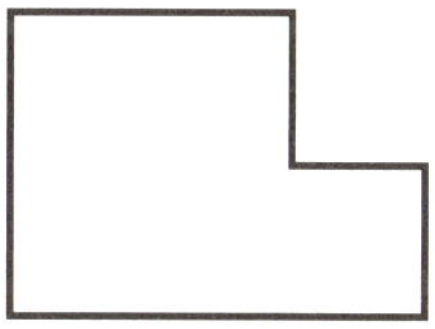

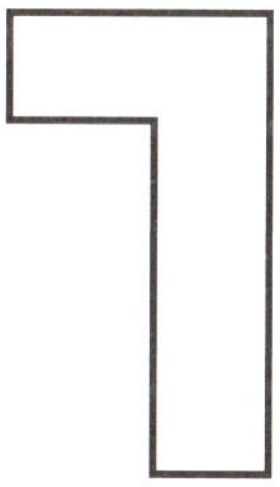

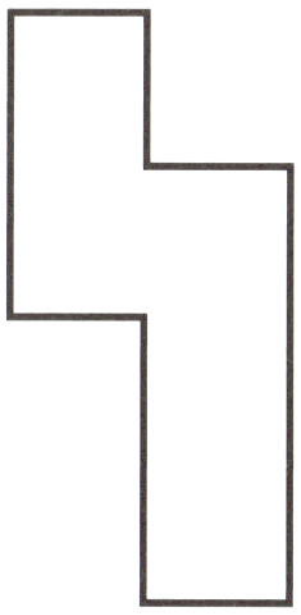

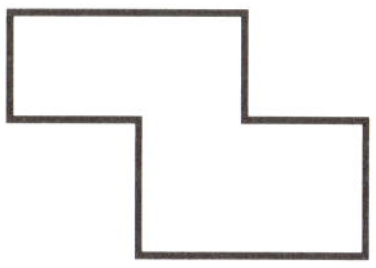

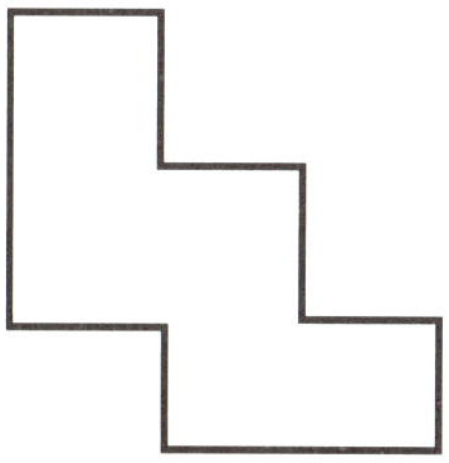

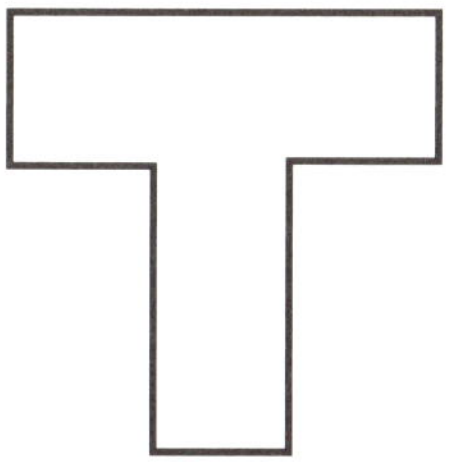

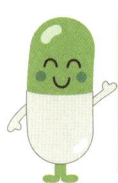 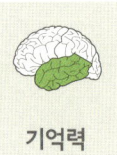

기억력

앞 장(104쪽)에서 어머니, 아버지, 당숙과 함께 식사를 하였습니다. 기억을 떠올려 메뉴를 (   )에 적어 보세요.

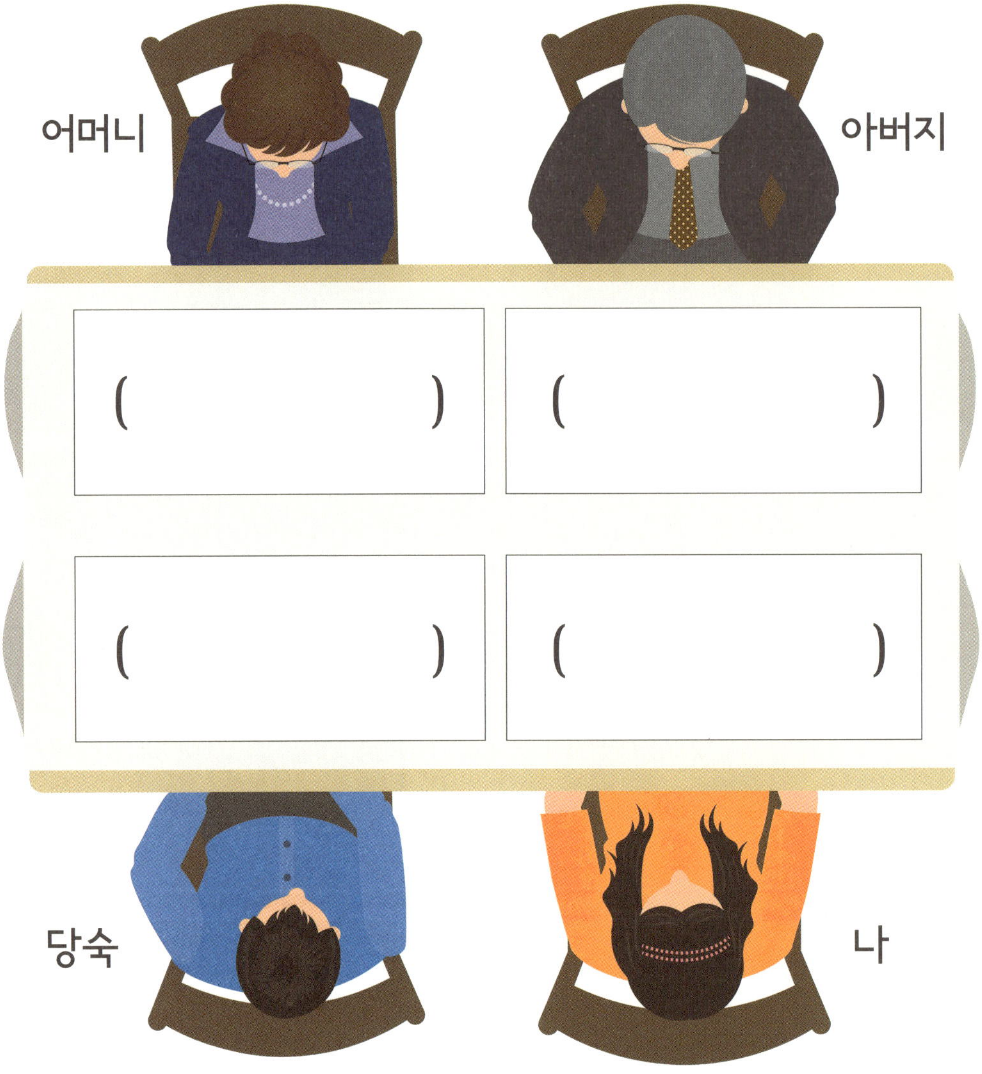

어머니   아버지

(   )   (   )

(   )   (   )

당숙   나

■ 나를 제외한 3명 중에서 칼로리가 가장 높은 음식을 먹은 사람은 누구인가요? (   )

29일

날짜: _____ 년 ___ 월 ___ 일 ___ 요일   날씨: _____

시작 시각: ___ 시 ___ 분   마친 시각: ___ 시 ___ 분

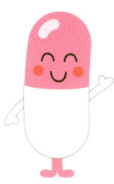 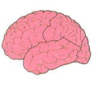

주의력

다음 그림을 다양한 색깔을 사용하여 예쁘게 색칠해 보세요. 그림에 정답은 없습니다. 마음에 드는 색을 선택하여 자유롭게 그려 보세요.

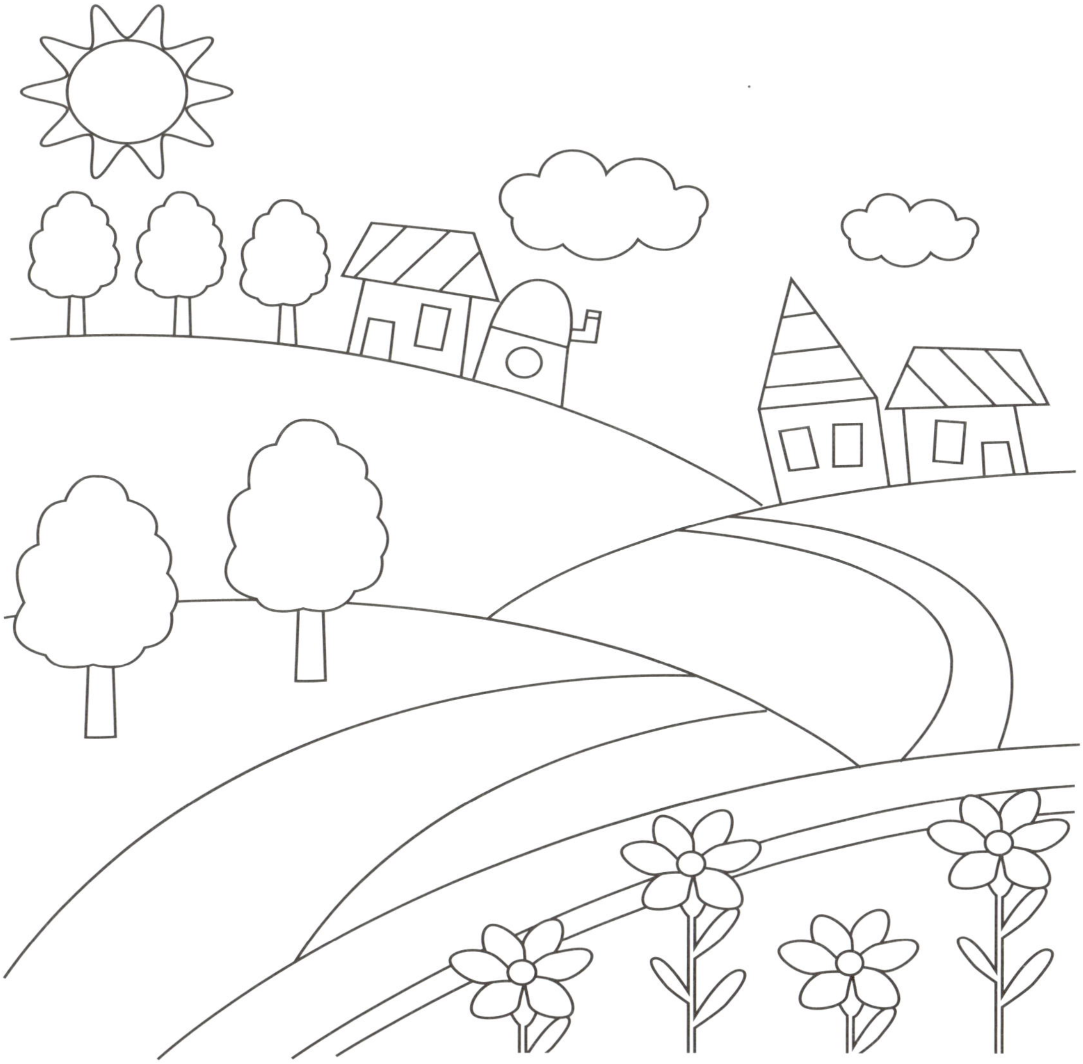

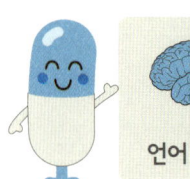
언어 기능

다음에서 숨어 있는 지명을 찾아 ◯ 표시해 보세요.

나	감	부	성	책	제	기	남
마	혼	공	졸	편	주	쇄	해
산	용	남	서	울	비	꼬	신
돌	여	수	도	초	이	강	통
진	날	부	산	마	대	희	숙
강	릉	오	판	행	구	민	집
번	해	이	글	칠	정	옥	대
문	용	울	산	새	넌	깡	전

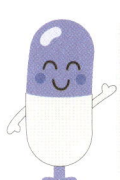 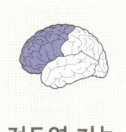 전두엽 기능

다음 그림은 어떤 규칙에 따라 배열되어 있습니다. ?에 들어갈 것은 몇 번인가요? (   )

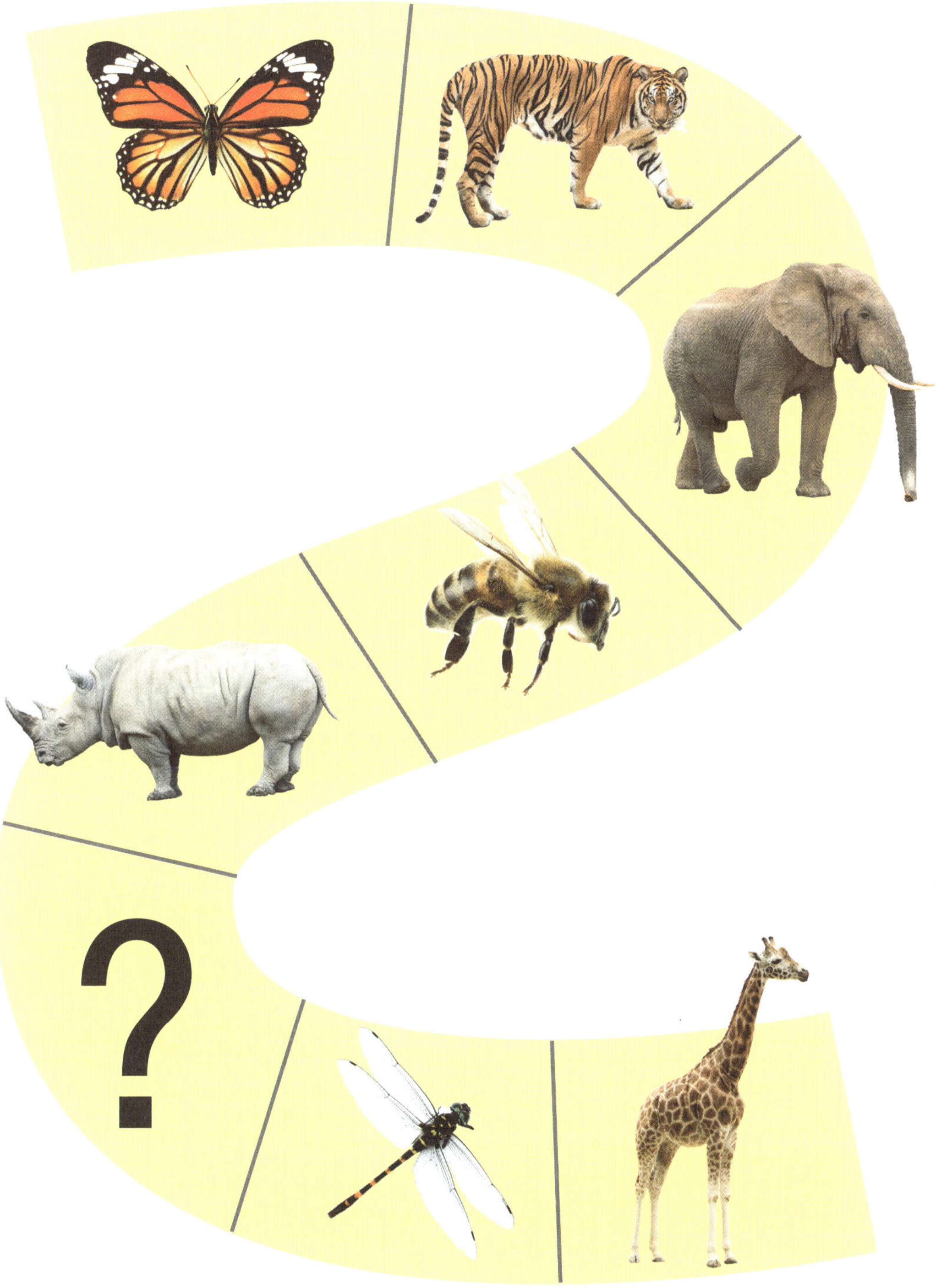

① 파리
② 까치
③ 사슴
④ 참새

30일

날짜: _____년 ____월 ____일 ____요일 날씨: _____
시작 시각: ____시 ____분   마친 시각: ____시 ____분

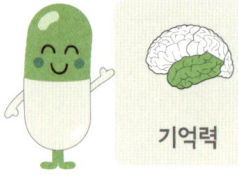

다음에는 다양한 그릇이 놓여 있습니다. 그릇의 모양과 위치를 잘 보고 기억해 두세요.

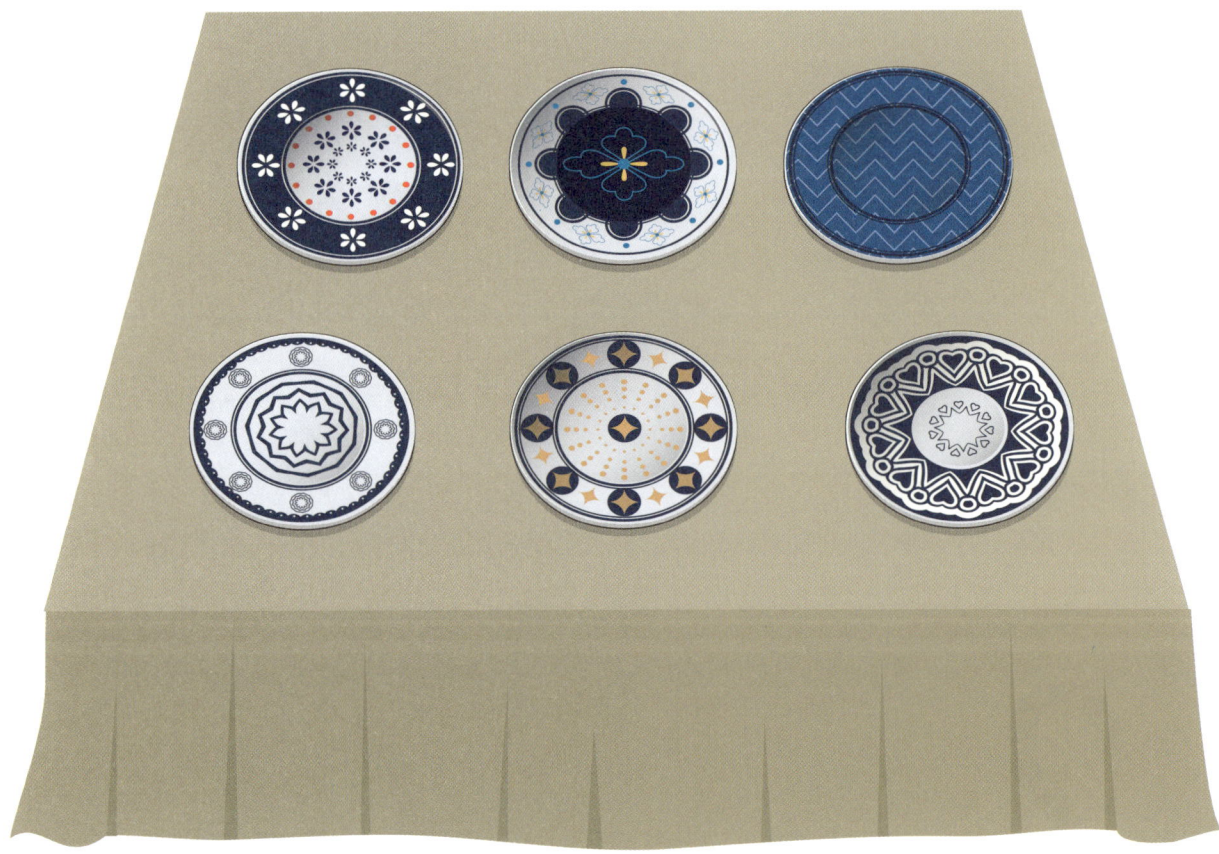

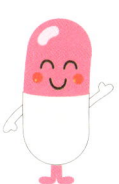 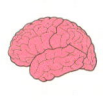

주의력

다음 글자들 가운데 한 번만 적혀진 글자를 찾아 ○ 표시해 보세요.

남	졸	요	한	력	다	잡	일
팔	생	날	대	팔	통	립	하
립	한	일	복	하	민	일	대
잡	통	민	요	날	팔	생	야
대	하	다	력	생	요	남	졸
야	민	통	일	요	졸	립	통

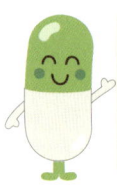 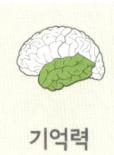
기억력

앞 장(110쪽)에서 기억한 접시 그림을 떠올리며 ( )에 들어갈 접시 번호를 적어 보세요.

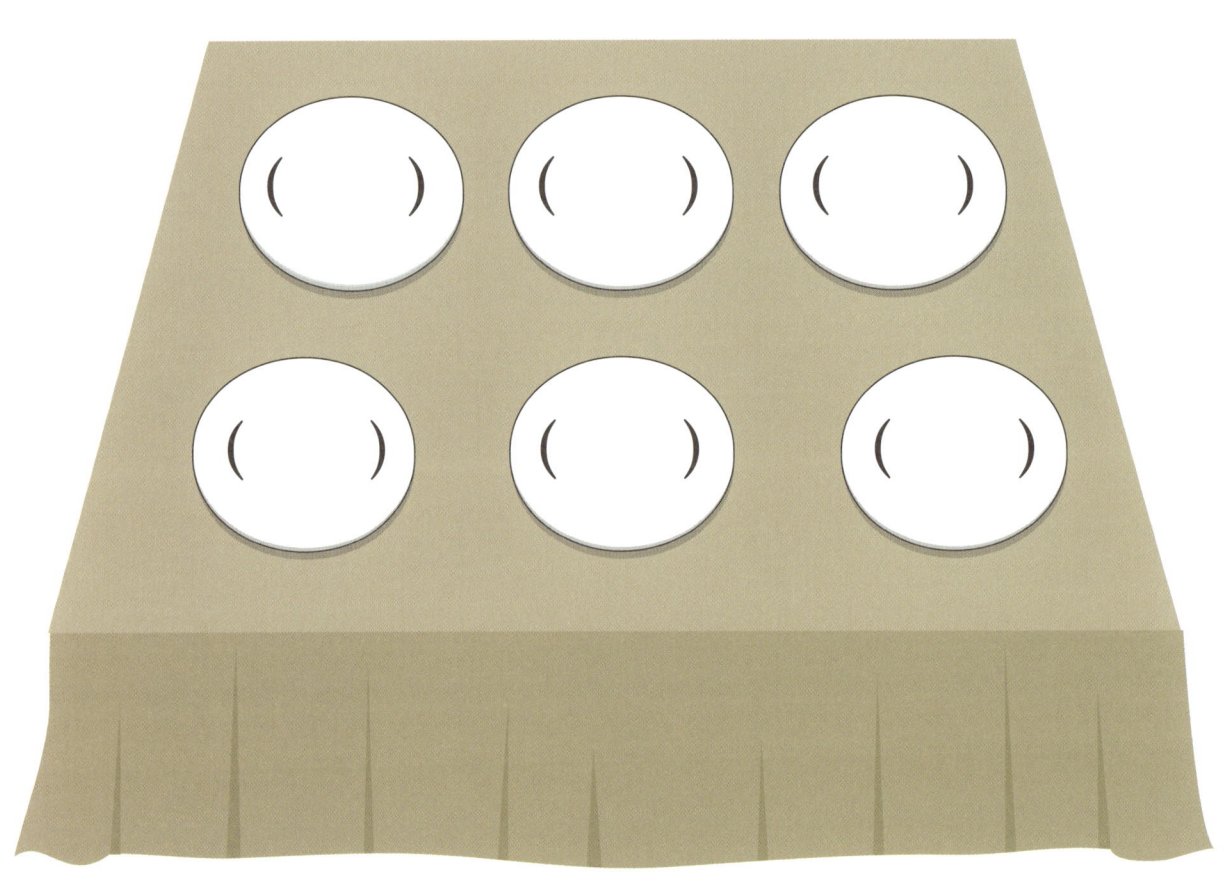

① 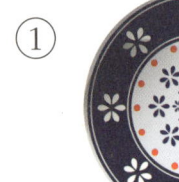   ② 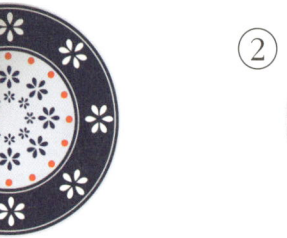   ③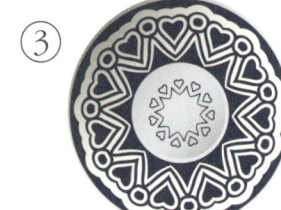

④ 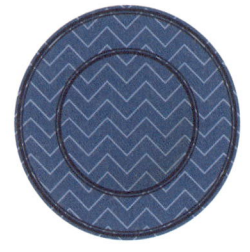   ⑤ 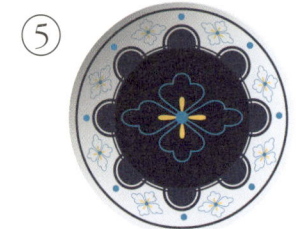   ⑥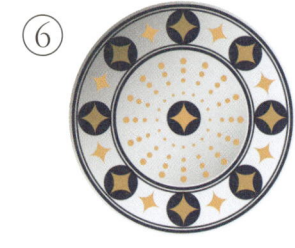

매일매일 뇌의 근력을 키우는 치매 예방 문제집

365 Brain Fitness
365 브레인 피트니스

정답

06

1일

날짜: 년   월   일   요일   날씨:
시작 시각: 시   분   마친 시각: 시   분

다음은 사다리 타기 게임입니다. 그림을 보고 아래의 질문에 답해 보세요. 가능하면 손이나 연필을 사용하지 마시고 눈으로만 보고 답을 찾아보세요.

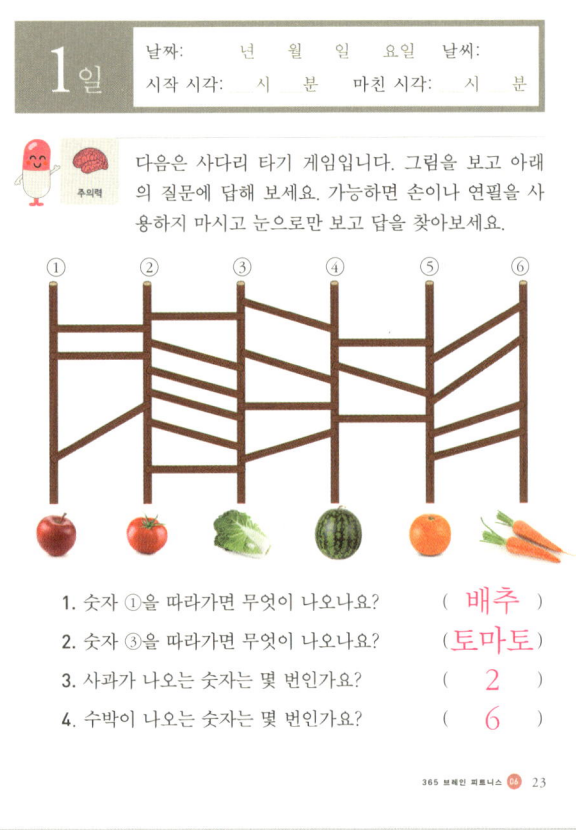

1. 숫자 ①을 따라가면 무엇이 나오나요?   (배추)
2. 숫자 ③을 따라가면 무엇이 나오나요?   (토마토)
3. 사과가 나오는 숫자는 몇 번인가요?   (2)
4. 수박이 나오는 숫자는 몇 번인가요?   (6)

다음을 읽고 내용이 맞으면 '예'에, 틀리면 '아니오'에 ○ 표시해 보세요.

1. 수박이 멜론보다 크다.   **예** / 아니오
2. 물 1ℓ가 물 500㎖보다 적다.   예 / **아니오**
3. 기린의 키는 사슴보다 크다.   **예** / 아니오
4. 비행기가 기차보다 빠르다.   **예** / 아니오
5. 모든 사과는 빨간색이다.   예 / **아니오**
6. 바람은 느낄 수 없다.   예 / **아니오**
7. 나뭇잎은 물에 뜨지 않는다.   예 / **아니오**
8. 사과와 밤은 둘 다 나무 열매다.   **예** / 아니오
9. 자동차와 차도의 관계는 비행기와 하늘의 관계와 다르다.   예 / **아니오**
10. 야생에서 사슴은 사자에게 잡아먹힌다.   **예** / 아니오

보기를 참고하여 (   )에 정답을 적어 보세요.

> **보기**: '가'에서 '자'로 가기 위해서는 오른쪽으로 2칸, 아래쪽으로 2칸 가야 한다.

가	나	다
라	마	바
사	아	자
차	카	타

1. '차'에서 '나'로 가기 위해서는 (오른)쪽으로 (1)칸, (위)쪽으로 (3)칸 가야 한다.

2. '바'에서 '사'로 가기 위해서는 (왼)쪽으로 (2)칸, (아래)쪽으로 (1)칸 가야 한다.

2일

날짜: 년   월   일   요일   날씨:
시작 시각: 시   분   마친 시각: 시   분

 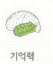 다음 글을 읽고 내용을 기억해 두세요. 밑줄 친 부분을 특히 주의해서 보세요. 육하원칙(누가, 언제, 어디서, 무엇을, 어떻게, 왜)을 생각하며 외우면 더욱 잘 기억할 수 있습니다.

철수는 지난 여름방학에 시골 할머니 댁에 내려갔다. 할머니께서 차려 주신 음식들이 너무 맛있었던 나머지 남기지 않고 다 먹었더니 배탈이 나 버렸다. 할머니께서 민간요법대로 손을 따 주시겠다며 바늘을 가져오셨는데, 철수는 너무 무서워서 집 밖으로 도망쳐 나왔다. 조금 따가운 정도로, 손을 따고 나면 체기가 내려갈 거라 하셨지만, 무서워서 못할 것 같았다. 한참 동안 집 주변을 이리저리 돌아다니다 보니, 어느새 체기가 내려가는 듯하여 다시 집으로 돌아왔다.

🟩 □에 알맞은 말을 적으며 외워 보세요.

철수는 지난 여름방학에 시골 할머니 댁에 내려갔다. 할머니께서 차려 주신 음식들이 너무 맛있었던 나머지 남기지 않고 다 먹었더니 배탈이 나 버렸다. 할머니께서 민간요법대로 손을 따 주시겠다며 바늘을 가져오셨는데, 철수는 너무 무서워서 집 밖으로 도망쳐 나왔다. 조금 따가운 정도로, 손을 따고 나면 체기가 내려갈 거라 하셨지만, 무서워서 못할 것 같았다. 한참 동안 집 주변을 이리저리 돌아다니다 보니, 어느새 체기가 내려가는 듯하여 다시 집으로 돌아왔다.

다음 보기의 도형들이 변화하는 규칙을 잘 살펴보세요. 그렇다면 ?에 들어갈 도형은 몇 번일까요? (**5**)

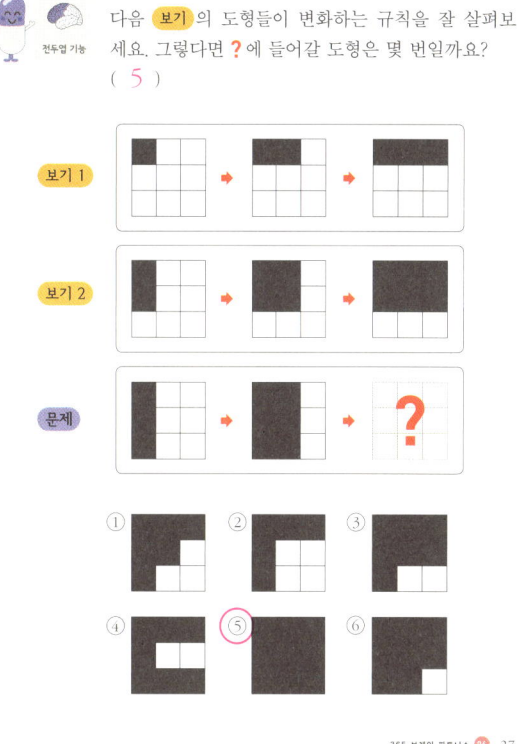

 앞 장(26쪽)의 내용을 떠올려 다음 질문에 답해 보세요.

1. 누가? (**철수**)

2. 언제? (**지난 여름방학**)

3. 어디서? (**시골 할머니 댁**)

4. 무엇을?
   ① 할머니가 무엇을 가지고 왔나요? (**바늘**)
   ② 무엇을 보고 철수가 무서워했나요? (**바늘**)

5. 어떻게?
   할머니가 가져온 것을 보고 철수는 어떻게 했나요?
   (**집 밖으로 도망쳐 나옴**)

6. 왜?
   ① 왜 배탈이 났나요?
   (**음식들을 남기지 않고 다 먹어서**)
   ② 왜 다시 집으로 돌아갔나요?
   (**집 주변을 돌아다니다 보니 체기가 내려가서**)

3일

날짜: 년   월   일   요일   날씨:
시작 시각: 시   분   마친 시각: 시   분

 다음 원들과 색깔이 같은 원을 보기에서 찾아 □에 알맞은 번호를 적어 보세요.

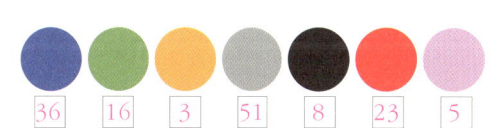

36 16 3 51 8 23 5

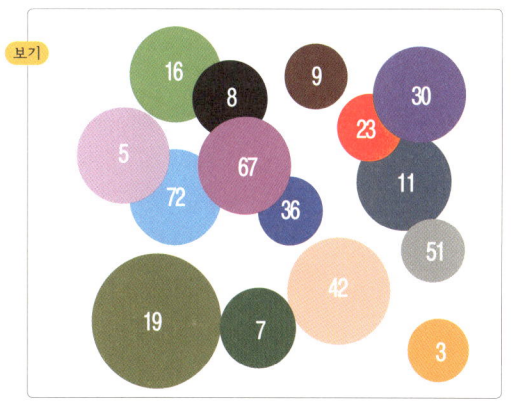

맨 왼쪽 그림과 똑같은 그림을 찾아 ○ 표시해 보세요.

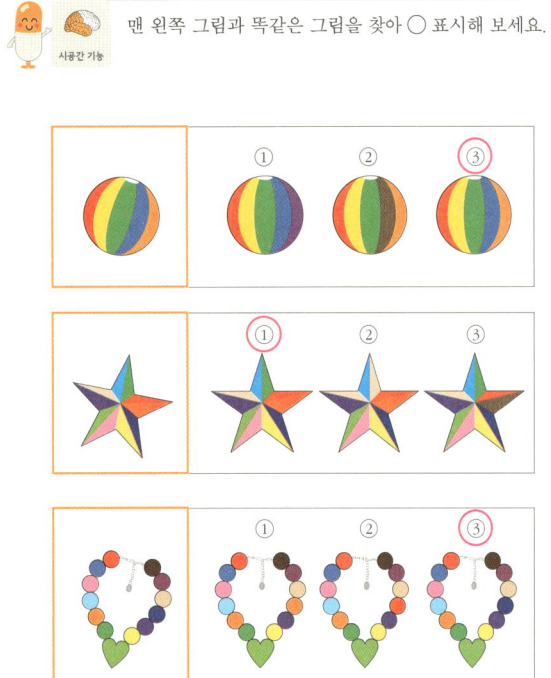

다음 도형들의 모양과 같은 것을 보기 에서 찾아 □에 알맞은 번호를 적어 보세요.

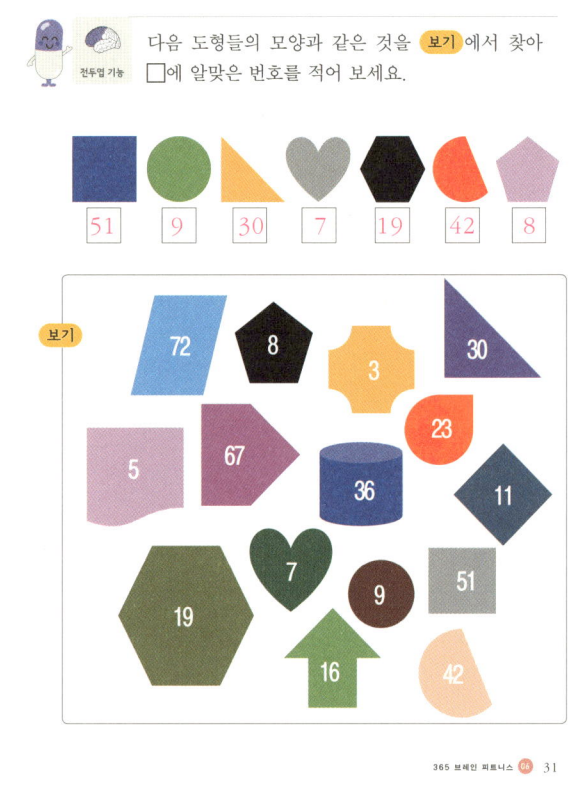

4일

날짜:　년　월　일　요일　날씨:
시작 시각:　시　분　마친 시각:　시　분

우리나라 9개 도와 도청 소재지를 적은 지도입니다. 위치와 지명을 잘 기억해 두세요. 쉽게 기억할 수 있도록 지도를 보면서 □에 지명을 적은 다음, 머릿속에 지도를 떠올리면서 외워 보세요.

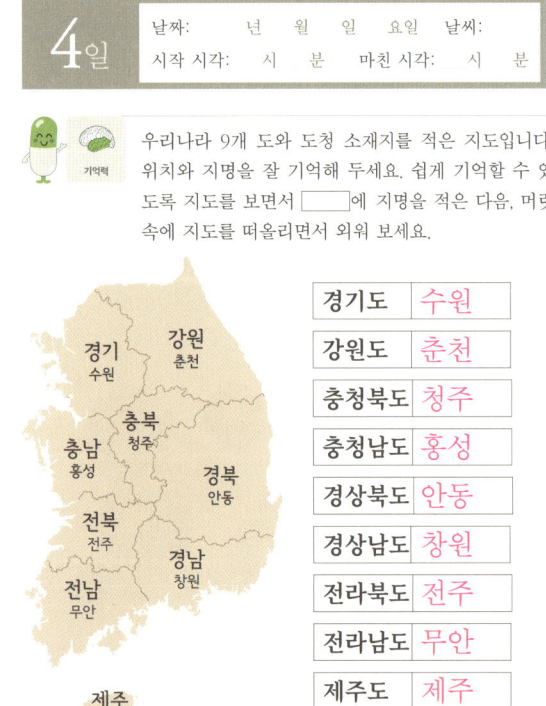

다음 제시한 자음으로 시작하는 새의 이름을 적어 보세요.

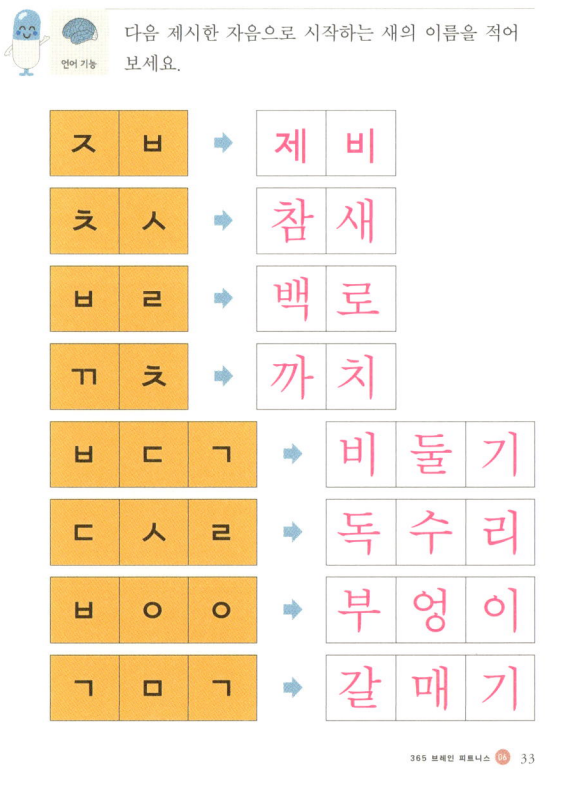

앞 장(32쪽)에서 기억한 9개 도의 도청 소재지를 떠올리며 □에 지명을 적어 보세요.

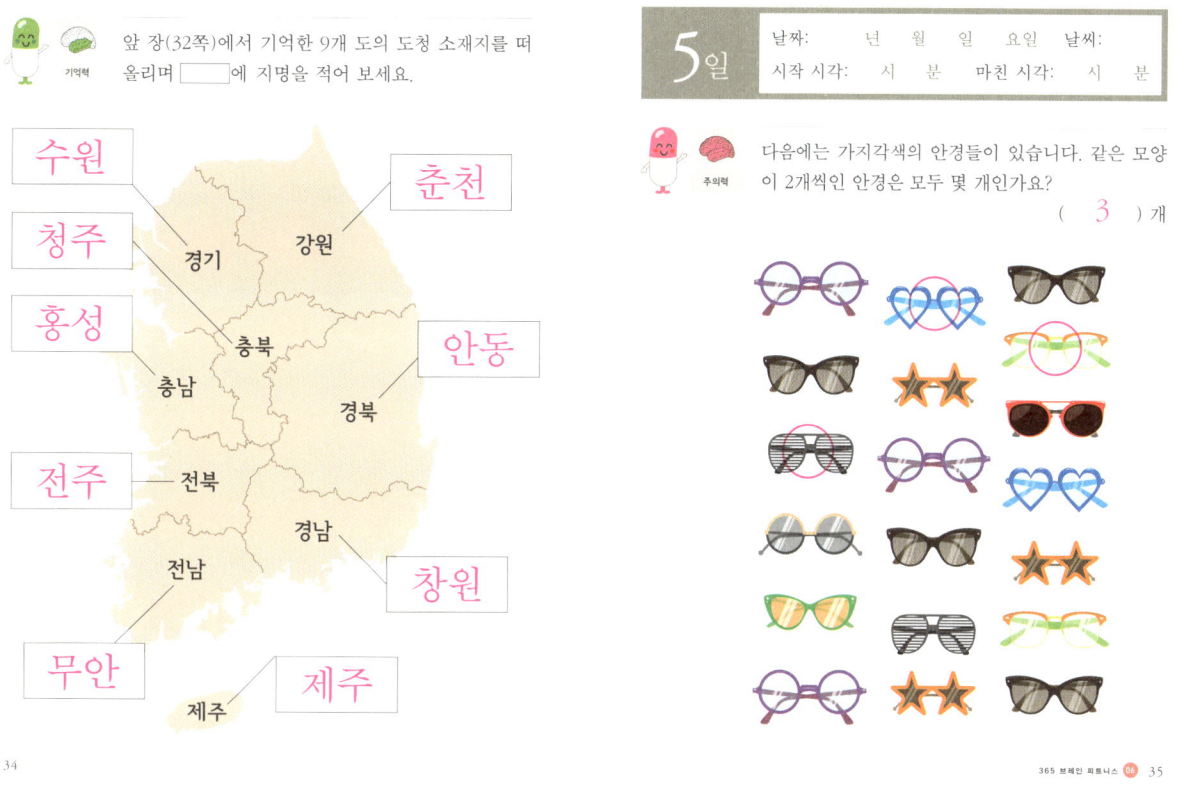

5일

날짜: 년 월 일 요일 날씨:
시작 시각: 시 분   마친 시각: 시 분

다음에는 가지각색의 안경들이 있습니다. 같은 모양이 2개씩인 안경은 모두 몇 개인가요?
(3)개

보기처럼 말의 순서가 뒤죽박죽되어 있는 것을 올바른 문장으로 만들어 보세요.

보기 사랑했다 / 너를 / 나는 / 너무도
나는 너를 너무도 사랑했다.

고와야 / 말이 / 가는 / 오는 / 말이 / 곱다
가는 말이 고와야 오는 말이 곱다.

철수와 / 시소를 / 은정이는 / 가서 / 탔다 / 공원에
은정이는 철수와 공원에 가서 시소를 탔다.

만두는 / 너무너무 / 만드신 / 맛있다 / 손수 / 어머니가
어머니가 손수 만드신 만두는 너무너무 맛있다.

집안에 / 떠나질 / 손자의 / 않는다 / 재롱으로 / 웃음이
손자의 재롱으로 집안에 웃음이 떠나질 않는다.

다음 쌓여진 상자를 보고 ☐(정육면체)가 모두 몇 개 사용되었는지 ( )에 개수를 적어 보세요.

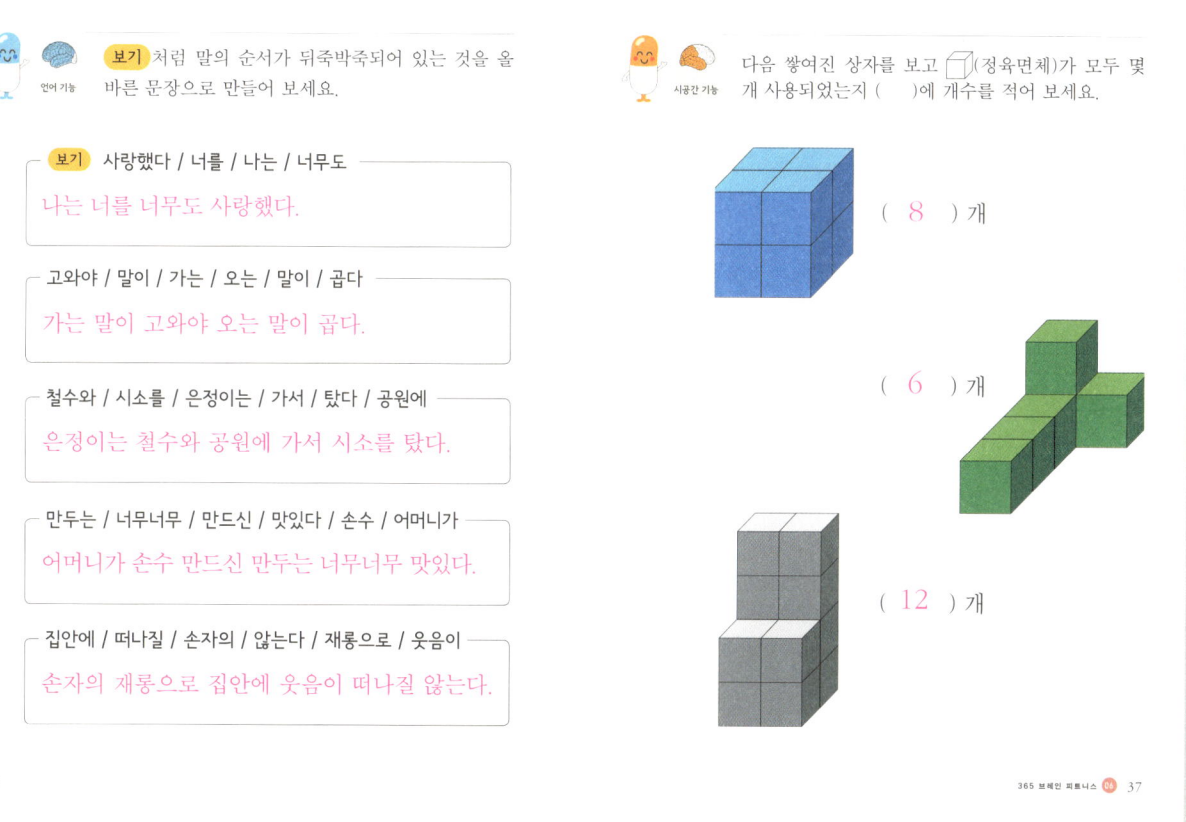

(8)개

(6)개

(12)개

6일

날짜: 년 월 일 요일 날씨:
시작 시각: 시 분 마친 시각: 시 분

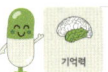 김신자 할머니는 최근 노인대학에 입학하였습니다. 할머니의 일주일 시간표를 보고 무슨 요일, 몇 교시에 무슨 수업이 있는지 잘 기억해 두세요.

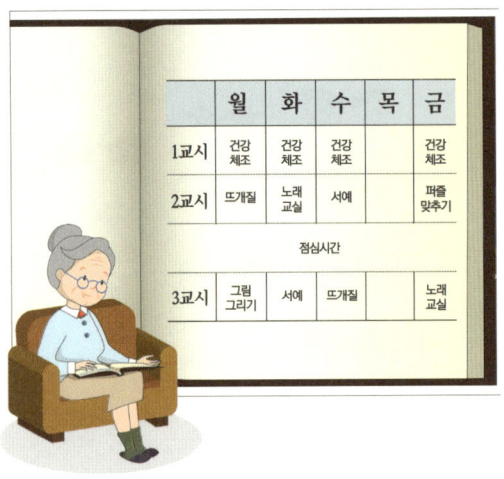

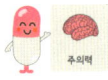 보기처럼 아래 두 원의 수를 덧셈하면 위의 원 값이 됩니다. ?에 어떤 숫자가 들어가야 할지 적어 보세요.

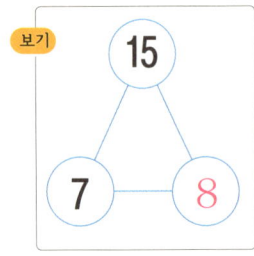
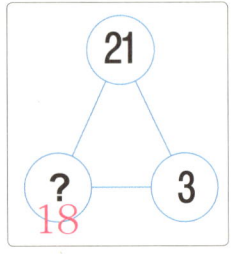
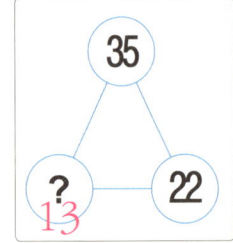
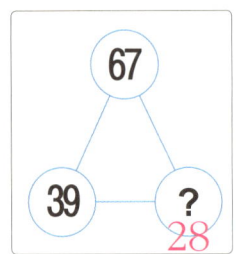

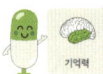 앞 장(44쪽)에서 외운 수업 시간표를 떠올리며 다음 문제를 풀어 보세요.

1. 수업이 없는 날은 무슨 요일인가요?
(**목요일**)

2. 건강체조 수업은 몇 교시에 있나요?
(**1교시**)

3. 일주일에 한 번만 수업하는 과목들은 몇 번인가요?
(**3**)
① 그림 그리기, 서예
② 노래 교실, 그림 그리기
③ 퍼즐 맞추기, 그림 그리기
④ 퍼즐 맞추기, 건강체조

7일

날짜: 년 월 일 요일 날씨:
시작 시각: 시 분 마친 시각: 시 분

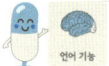 보기처럼 마지막 글자가 같은 두 글자 단어를 5개씩 아래 표에 적어 보세요.

보기: 오리 요리 거리 다리 머리 우리

1.	우주	간주	사주	안주	자주	공주
2.	우정	가정	다정	무정	안정	진정
3.	미소	수소	청소	숙소	단소	축소
4.	안도	고도	파도	독도	당도	태도

이외에 다른 경우도 규칙에 맞으면 정답이 될 수 있음.

전두엽 기능 다음 그림에서 동그라미의 바탕색과 색깔의 이름이 일치하면 숫자 1을, 틀리면 숫자 2를 □에 적어 보세요.

빨강	노랑	파랑	초록	파랑	노랑
1	2	2	1	2	2
초록	노랑	빨강	파랑	노랑	파랑
2	1	1	1	2	2
빨강	파랑	초록	노랑	빨강	파랑
2	2	1	1	1	2
빨강	노랑	파랑	노랑	파랑	노랑
1	2	2	1	2	2
파랑	초록	파랑	노랑	초록	빨강
1	2	2	1	2	1

 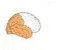 시공간 기능 다음 그림에서 검은색 사각형은 모두 몇 개인가요?

1.
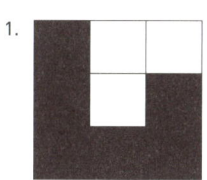

(6)개

2.
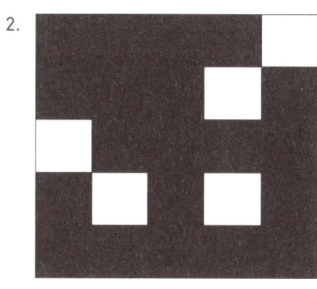

(20)개

8일

날짜: 　년　월　일　요일　날씨:
시작 시각:　시　분　마친 시각:　시　분

기억력 다음의 다양한 음료 레시피를 잘 기억해 두세요.

1. 바닐라라테
에스프레소 + 바닐라 시럽 2펌프 + 우유 스팀

2. 청포도 주스
물 100ml + 청포도 14알 + 청포도 시럽 2펌프 + 얼음 4알

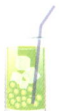
3. 카페모카
에스프레소 + 모카파우더 1스푼 + 초코 시럽 1펌프 + 우유 스팀 + 초코블라썸 토핑

4. 캐러멜마키아토
에스프레소 + 바닐라 파우더 1스푼 + 캐러멜 시럽 1펌프 + 우유 스팀 + 캐러멜 시럽 토핑

 주의력 다음은 한글 자음 모음표입니다. 빈칸에 알맞은 글자를 적어 보세요.

모음 자음	ㅏ	ㅑ	ㅓ	ㅕ	ㅗ	ㅛ	ㅜ	ㅠ	ㅡ	ㅣ
ㄱ	가	갸	거	겨	고	교	구	규	그	기
ㄷ	다	댜	더	뎌	도	됴	두	듀	드	디
ㄹ	라	랴	러	려	로	료	루	류	르	리
ㅂ	바	뱌	버	벼	보	뵤	부	뷰	브	비
ㅇ	아	야	어	여	오	요	우	유	으	이
ㅊ	차	챠	처	쳐	초	쵸	추	츄	츠	치
ㅌ	타	탸	터	텨	토	툐	투	튜	트	티

 앞 장(44쪽)에서 외운 음료 레시피를 떠올리며 ( )에 답을 적어 보세요.

1. 바닐라라테
에스프레소 + (바닐라 시럽 2펌프) + 우유 스팀

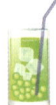
2. 청포도 주스
물 100ml + 청포도 (14) 알 + 청포도 시럽 (2) 펌프 + 얼음 (4)알

3. 카페모카
에스프레소 + (모카) 파우더 1스푼 + 초코 시럽 (1)펌프 + 우유 (스팀) + (초코블라썸) 토핑

4. 캐러멜마키아토
에스프레소 + (바닐라) 파우더 1스푼 + (캐러멜) 시럽 1펌프 + (우유 스팀) + (캐러멜 시럽) 토핑

9일

날짜: 년 월 일 요일 날씨:
시작 시각: 시   분   마친 시각: 시   분

다음 제시한 번호 순서대로 선을 그어 이어 보세요.

1 → 5 → 4 → 8 → 14 → 9 → 10 → 15 → 20 → 21 → 16 → 17 → 11 → 12 → 18 → 23 → 27 → 26 → 29 → 30

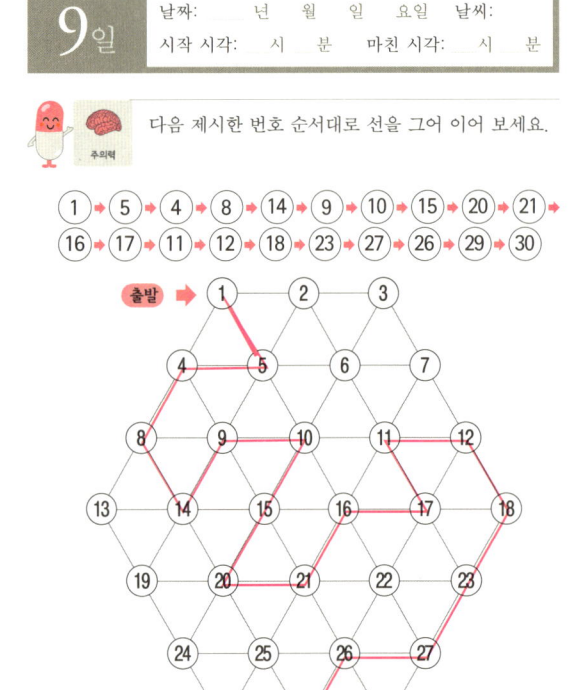

 다음 문제를 읽고 해당하는 도형의 번호를 보기에서 찾아 □에 적어 보세요.

1. 맨 왼쪽부터 파란 네모, 노란 동그라미, 빨간 세모.

   9   2   4

2. 맨 오른쪽부터 노란 세모, 빨간 네모, 파란 동그라미.

   3   7   5

3. 맨 왼쪽에 빨간 동그라미, 맨 오른쪽에 파란 세모, 가장 가운데에는 파란 동그라미, 파란 동그라미 양 옆으로 오른쪽에는 노란 네모, 왼쪽에 빨간 세모.

   1   4   3   8   6

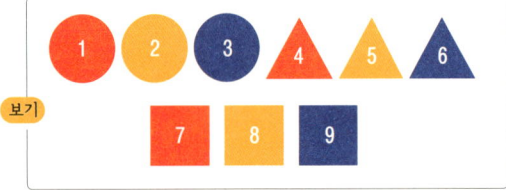

다음 제시된 단어를 보고 이것과 가장 관련이 없는 단어에 ○ 표시해 보세요.

물
바다 | 컵 | 커피 | (신발)

시계
가죽 | 금 | (양말) | 분침

행복
(불만) | 가족 | 여행 | 선물

10일

날짜: 년 월 일 요일 날씨:
시작 시각: 시 분   마친 시각: 시 분

다음 단어에서 연장은 ○, 가구는 □, 꽃은 △, 음식은 ╳로 표시해 보세요. 표시를 하면서 모든 단어를 외워 보세요.

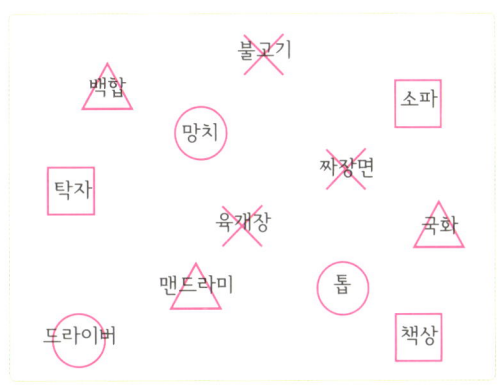

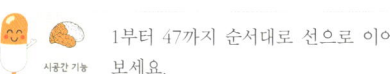

1부터 47까지 순서대로 선으로 이어 그림을 완성해 보세요.

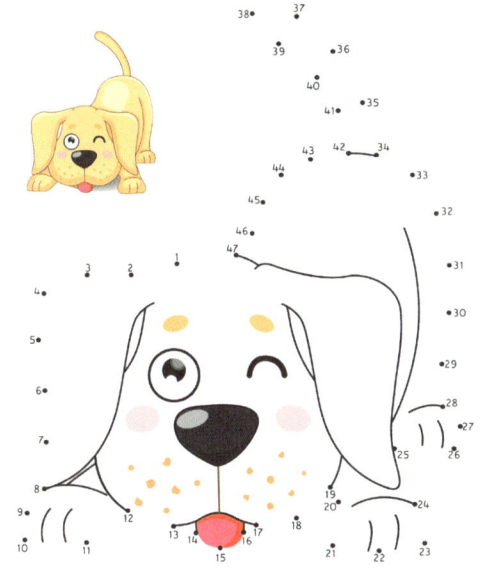

앞 장(50쪽)에서 종류별로 표시하며 외웠던 단어들을 생각나는 대로 (　)에 적어 보세요.

1. 음식　(불고기) (자장면) (육개장)
2. 꽃　　(맨드라미) (백합) (국화)
3. 가구　(책상) (탁자) (소파)
4. 연장　(드라이버) (톱) (망치)

앞 장(50쪽)에 없었던 단어만 골라 ╳ 표시해 보세요.

튤립	드라이버	김치	장미
탁자	도끼	육개장	식탁
의자	갈비탕	국화	톱
망치	소파	감자탕	백합

11일

날짜: 년 월 일 요일 날씨:
시작 시각: 시 분   마친 시각: 시 분

다음 동물의 울음 소리를 찾아 선으로 이어 보세요.

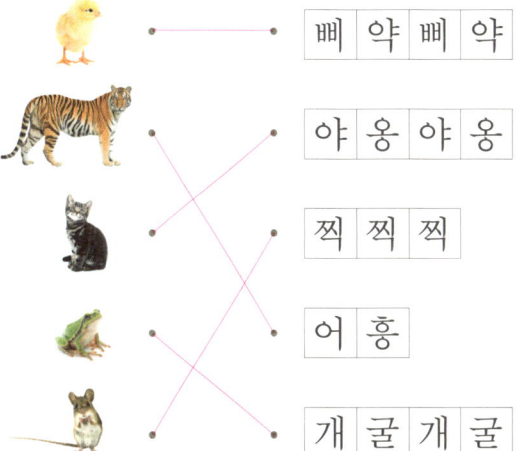

다음 두 그림을 주의 깊게 비교해 보고 다른 부분 다섯 군데를 찾아 아래 그림에 ○ 표시해 보세요.

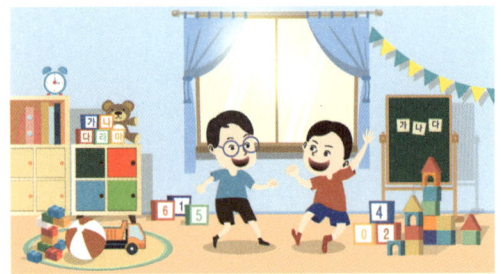

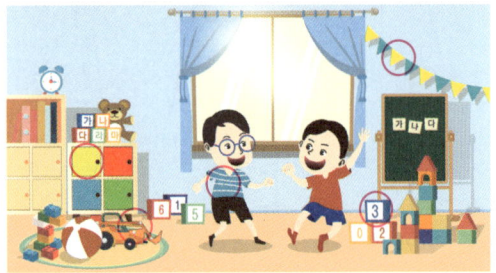

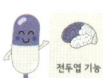 다음 문제를 풀어 보세요.

1. '가을' 하면 생각나는 단어를 글자수 상관없이 자유롭게 적어 보세요. 가능한 많이 적으려고 노력해 보세요.

> 단풍, 낙엽, 책갈피, 노란색, 빨간색, 갈색, 바람, 등산, 고추잠자리, 은행나무, 단풍나무, 추석, 잠자리채, 추수, 밤송이, 벼, 홍시, 코스모스, 독서의 계절 등

이외에도 가을과 관련된 단어라면 모두 정답입니다.

2. 'ㄷ'으로 시작하는 단어를 글자수 상관없이 자유롭게 적어 보세요. 가능한 많이 적으려고 노력해 보세요.

> 달, 디딤돌, 달리다, 두부, 달력, 다람쥐, 다리미, 단무지, 당번, 다치다, 담다, 달콤하다, 도덕, 도끼, 도시락, 도토리묵, 도움, 도지사, 도미, 덥다, 더러움, 덧셈 등

이외에도 'ㄷ'으로 시작하는 단어라면 모두 정답입니다.

12일

| 날짜: | 년 월 일 요일 | 날씨: |
| 시작 시각: | 시 분 | 마친 시각: 시 분 |

 다음 단어들을 잘 기억해 두세요. 어느 칸에 적혀 있는지도 함께 외워 두세요. 의미가 비슷한 단어끼리 묶어 외우면 더 잘 기억할 수 있답니다.

고구마	비행기	라면
잠수함	짜장면	잡채
칼국수	감자	자동차
버스	쫄면	옥수수

다음 동물들이 좋아하는 음식을 사다리 타기하여 연결해 보세요.

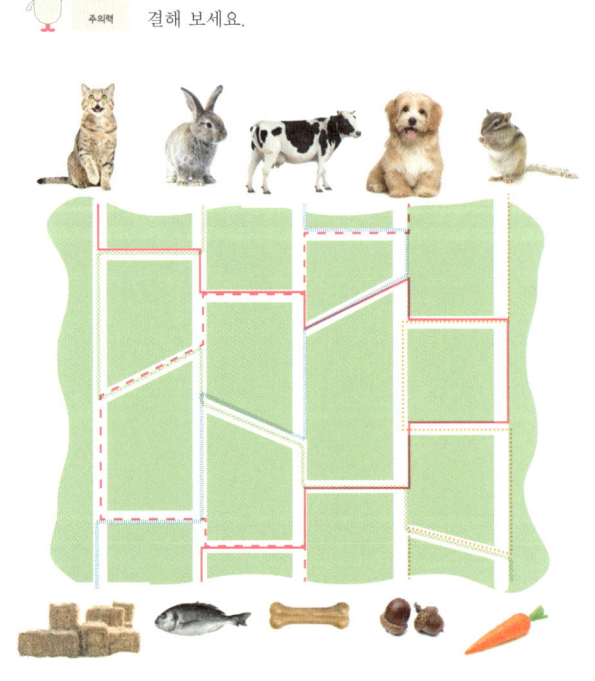

앞 장(56쪽)에서 외운 단어들을 떠올리며 다음 문제를 풀어 보세요.

1. 구황작물에는 어떤 것들이 있었나요? 구황작물은 흉년 등으로 주식으로 대신 먹을 수 있는 농작물이에요.
(**고구마, 감자, 옥수수**)

2. 앞 장에서 없었던 음식은 몇 번인가요? (**4**)
① 짜장면 ② 라면 ③ 쫄면 ④ 콩국수

3. ?에 있던 단어는 무엇이었는지 적어 보세요.

	비행기	
		자동차
버스		

13일

날짜: 년 월 일 요일 날씨:
시작 시각: 시 분 마친 시각: 시 분

 한 백화점에서 상품권 행사가 있습니다. 10만 원 이상 구매한 고객에게 1만 원짜리 상품권을 지급한다고 합니다. 아래의 상품들을 조합하여 합한 가격이 10만 원 이상 15만 원 이하가 되도록 만들어 보세요. 단, 1번은 2가지 상품, 2번은 3가지 상품, 3번은 4가지 상품으로 만들어 보세요.

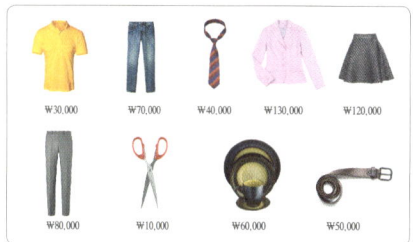

1. **청바지** | **정장 바지**   이외에도 다양한 답이 나올 수 있습니다.
2. **티셔츠** | **청바지** | **넥타이**
3. **티셔츠** | **청바지** | **넥타이** | **주방 가위**

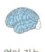 보기 처럼 제시한 단어들로 문장을 만들어 적어 보세요.

보기	비, 우산	비가 와서 우산을 쓰고 은행에 갔다.
1.	약, 사탕	약이 너무 써서 사탕을 먹었다.
2.	눈, 안경	눈이 나빠져서 안경을 새로 맞췄다.
3.	가스레인지, 냄비	가스레인지에 올려놓은 냄비가 새까맣게 탔다.
4.	활, 과녁	활을 쏘아 과녁에 정확하게 맞췄다.

이외에도 다양한 답이 나올 수 있습니다.

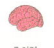 왼쪽에 제시한 수박을 찾아 선으로 이어 보세요.

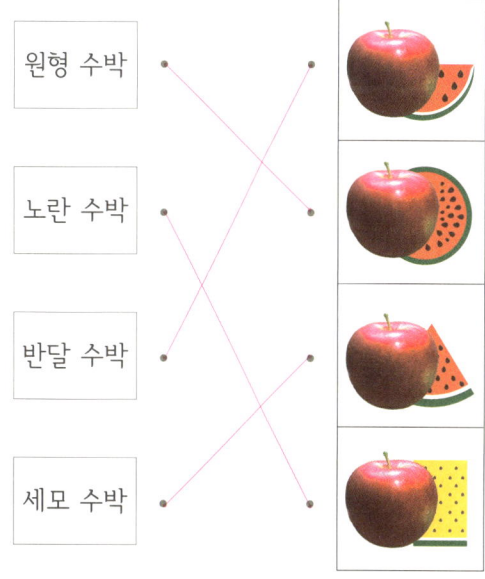

14일

날짜: 년 월 일 요일 날씨:
시작 시각: 시 분 마친 시각: 시 분

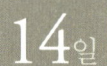 다음 수첩에 적힌 내용을 잘 기억해 두세요.

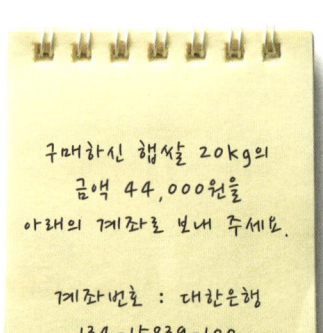

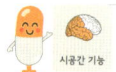 맨 왼쪽의 도형과 크기가 같은 것을 찾아 ○ 표시해 보세요.

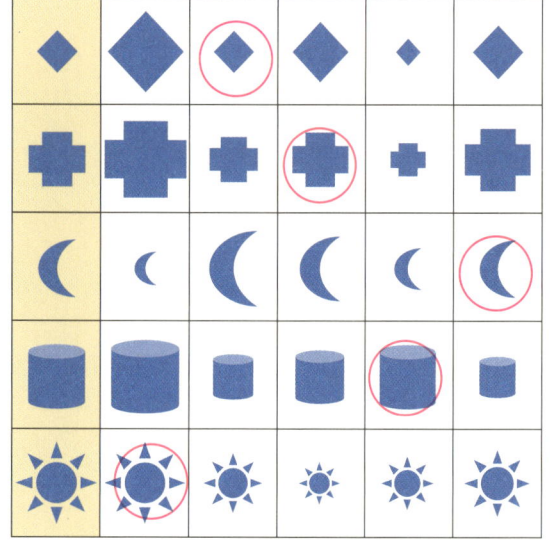

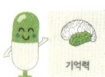 앞 장(62쪽)에서 외운 내용을 떠올리며 다음 문제를 풀어 보세요.

1. 구매한 물품은 무엇인가요?
   (햅쌀)

2. 구매한 물품의 양은 얼마인가요?
   (20) kg

3. 물품의 금액은 얼마인가요?
   (44,000) 원

4. 입금할 은행 이름은 무엇인가요?
   (대한) 은행

5. 입금할 계좌번호와 예금주 이름을 적어보세요.
   1 (34) - 15(83) 9 - 1 (00)
   김 (진주)

15일

날짜: 년 월 일 요일 날씨:
시작 시각: 시 분 마친 시각: 시 분

다음 그림을 보고 문제를 풀어 보세요.

1. 는 모두 몇 개인가요? (8) 개
2. 는 모두 몇 개인가요? (9) 개

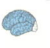 보기 와 같이 제시한 숫자를 연속적으로 더하기 하려고 합니다. 빈칸에 더한 값을 적고 윗칸에 제시한 숫자를 계속 덧셈해 가면서 값을 적어 보세요.

 다음에서 왼쪽 모양의 삼각형은 모두 몇 개 사용되었을까요? 크기가 같으며 여러 각도로 돌려 사용된 것까지 모두 찾아 개수를 세어 ( )에 적어 보세요.

보기
2 +1 =3 +1 =4 +1 =5 +1 =6

4 +3 =7 +3 =10 +3 =13 +3 =16

17 +5 =22 +5 =27 +5 =32 +5 =37

26 +13 =39 +13 =52 +13 =65 +13 =78

34 +11 =45 +12 =57 +13 =70 +14 =84

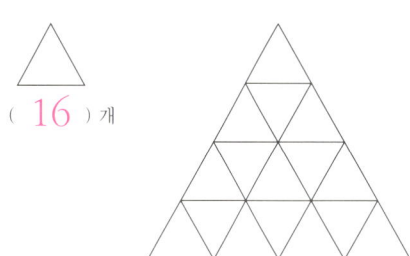
(16)개

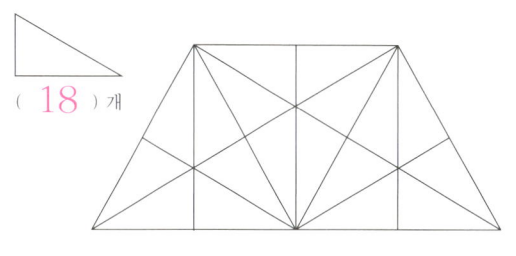
(18)개

16일

날짜: 년 월 일 요일 날씨:
시작 시각: 시 분 마친 시각: 시 분

  오늘은 그림끼리 또는 단어끼리 짝지어 기억하기를 해보겠습니다. 오른쪽 칸에서 3가지 가운데 마음에 드는 것을 하나 골라 ○ 표시해 보세요. 그리고 맨 왼쪽에 제시한 것과 짝지어 기억해 두세요.

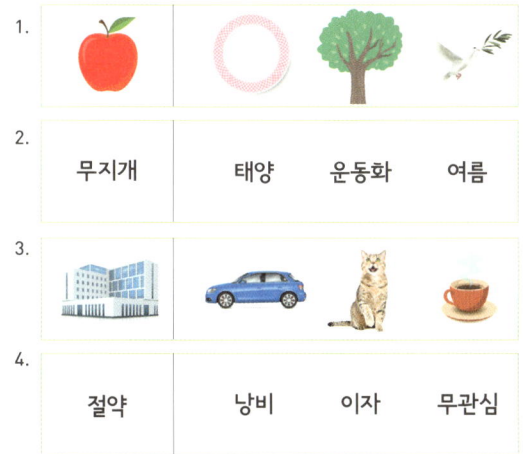

1. 무지개 / 태양 / 운동화 / 여름
2. 절약 / 낭비 / 이자 / 무관심

  다음 그림에서 숫자 배열이 바뀌는 것을 잘 살펴보세요. 그리고 맨 오른쪽 비어있는 동그라미 안에 알맞은 숫자를 적어 보세요.

1. 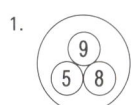 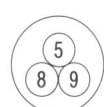 ➡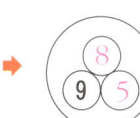

2. 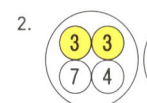 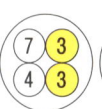 ➡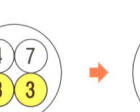

3. 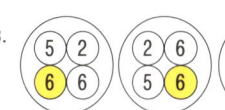 ➡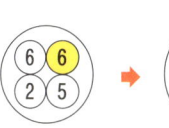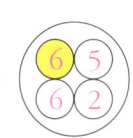

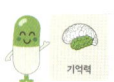 앞 장(68쪽)에서 짝이 되는 것을 본인이 직접 골랐는데요, 무엇이었는지 ◯ 표시해 보세요.

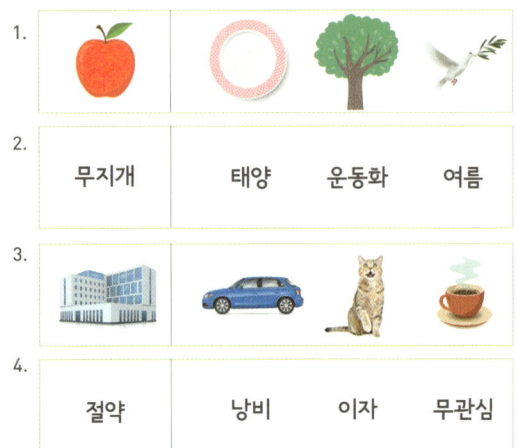

앞 장에서 본인이 선택한 것을 표시했으면 정답입니다.

17일

날짜: 년 월 일 요일 날씨:
시작 시각: 시 분 마친 시각: 시 분

다음에서 물건과 이름이 틀리게 적힌 것을 찾아 ◯ 표시해 보세요.

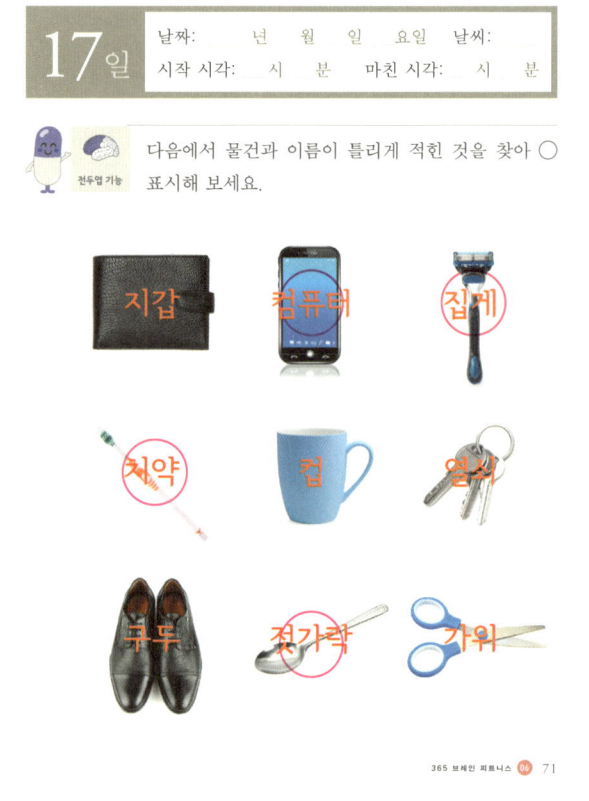

다음 _____ 에 공통적으로 들어갈 말을 □에 적어 보세요.

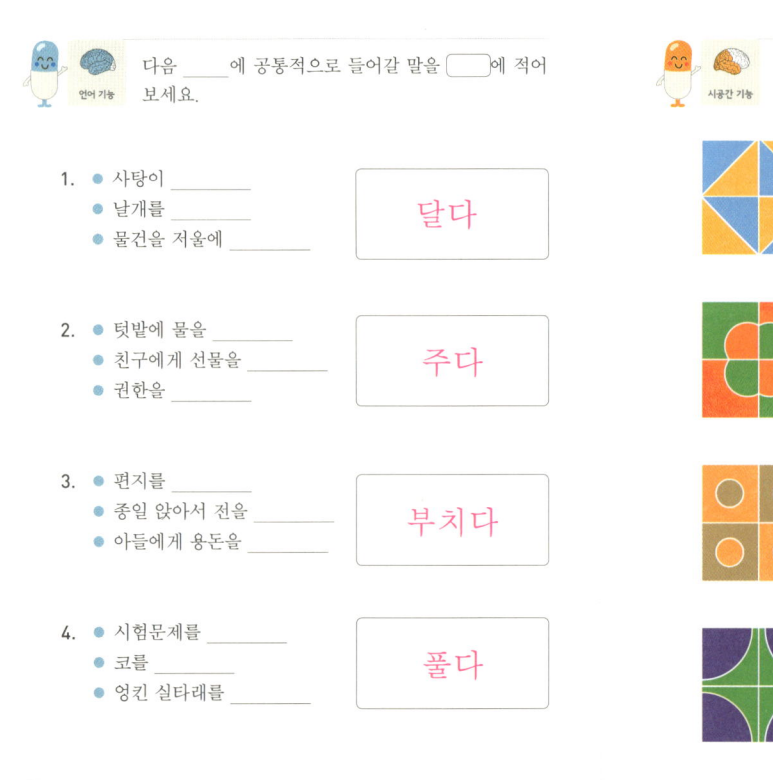

왼쪽 그림을 구성하는 조각을 찾아 선으로 이어 보세요.

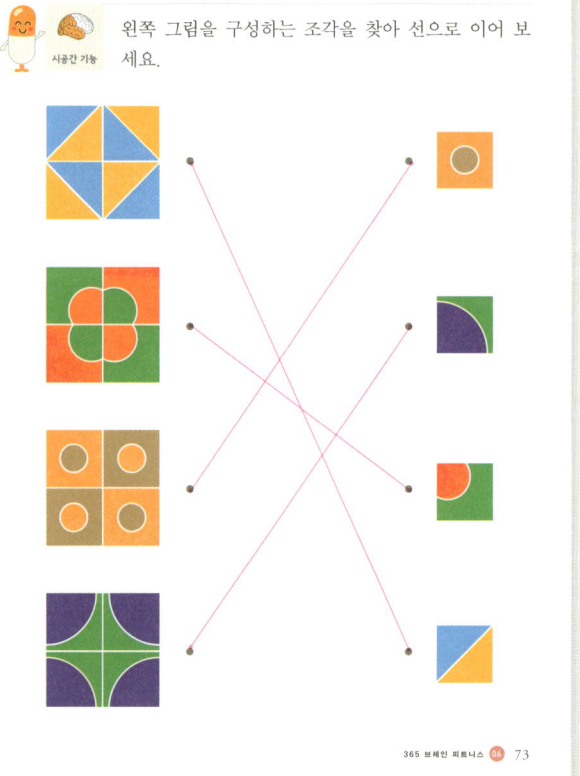

18일

날짜: 년   월   일   요일   날씨:
시작 시각: 시   분   마친 시각: 시   분

박미희 할머니의 생신을 축하해 드리려고 가족이 모였습니다. 식당에 와서 먹을 음식을 주문하고 있네요. 누가 어떤 음식을 주문하는지 잘 보고 기억해 두세요.

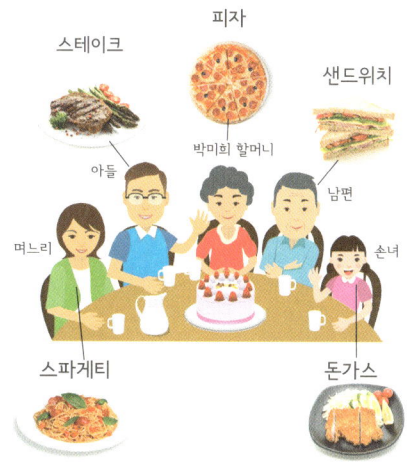

다음 빈칸에 알맞은 글자를 적어 단어를 완성해 보세요.

	나			진	달	래
원	숭	이			돗	
		테			개	

하	회	탈		무	궁	화
		출			지	
조	리	도	구	개	찰	구

앞 장(74쪽)에서 외운 내용을 떠올리며 다음 문제를 풀어 보세요.

1. 박미희 할머니의 가족은 어떤 이유로 모였나요?
   (박미희 할머니의 생신)

2. 박미희 할머니는 어떤 음식을 주문했나요? (1)

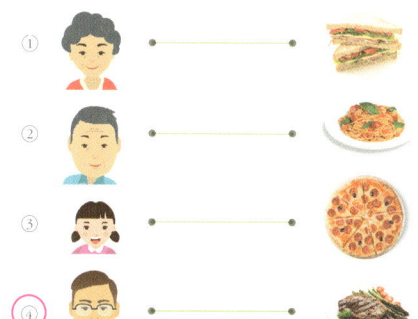

3. 음식과 음식을 시킨 사람이 맞게 연결된 것은 몇 번인가요?
   (4)

19일

날짜: 년   월   일   요일   날씨:
시작 시각: 시   분   마친 시각: 시   분

다음에서 주사위를 가로, 세로 또는 대각선으로 둘씩 묶으면 합이 6이 되는 경우가 생깁니다. 모두 찾아 표시해 보세요(보기를 제외하고 총 8개).

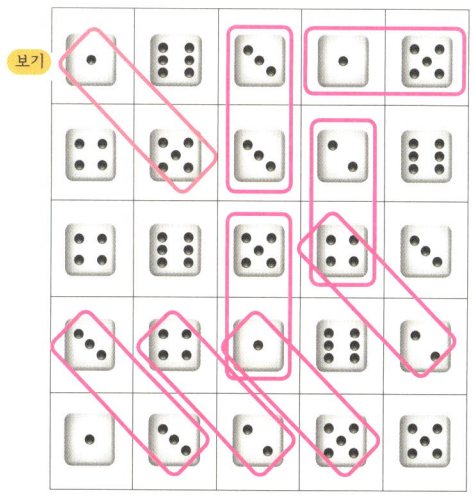

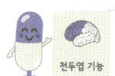 다음 그림을 보고 일이 일어난 순서대로 번호를 빈 칸에 적어 보세요.

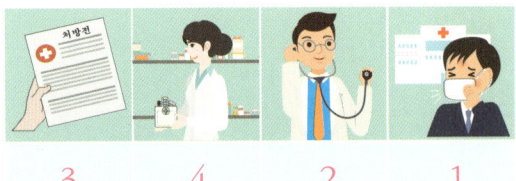

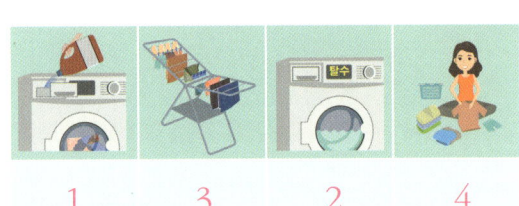

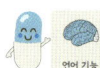 다음 단어들 가운데 의미가 없는 비단어(존재하지 않는 단어)를 모두 찾아 ○ 표시해 보세요(총 10개).

구름	봄	터럭	마당	추셔	두레
창사	마열	언덕	코끼리	카메라	투싱
마을	보라	무지개	부턱	타래	비둘기
고무	공주	바람	작두	언처	보초
궁궐	마을	터불	궁지	단소	창고
기술	슴발	동네	둘네	칡	풀피리
너울	하북	행색	시소	고추	지도
구릉	연무	듀히	미나리	씨름	언덕

20일

날짜: 년   월   일   요일   날씨:
시작 시각: 시   분   마친 시각: 시   분

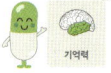 다음은 유럽 지도입니다. 나라들의 이름과 위치를 잘 기억해 두세요.

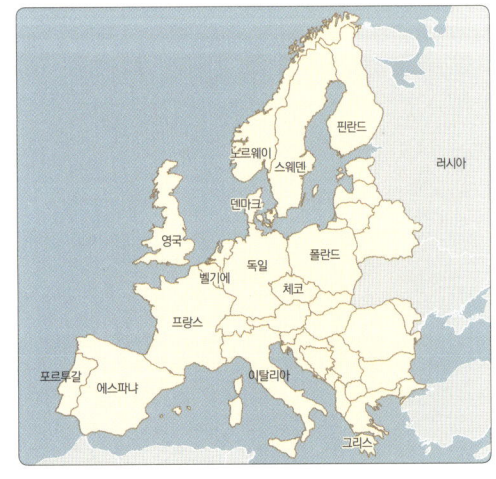

다음은 다양한 직업에 종사하는 사람들입니다. 복장이 위아래 짝이 맞도록 선으로 이어 보세요.

1.
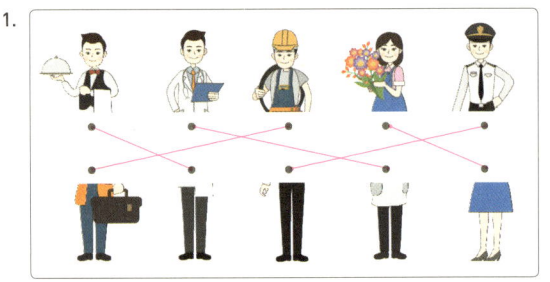

2.
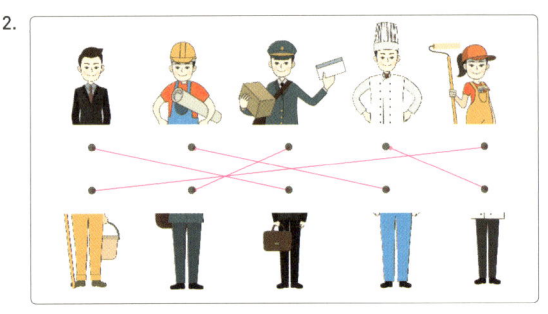

16

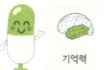 앞 장(80쪽)에서 기억한 유럽 지도를 떠올리며, ☐에 해당하는 나라의 이름을 적어 보세요.

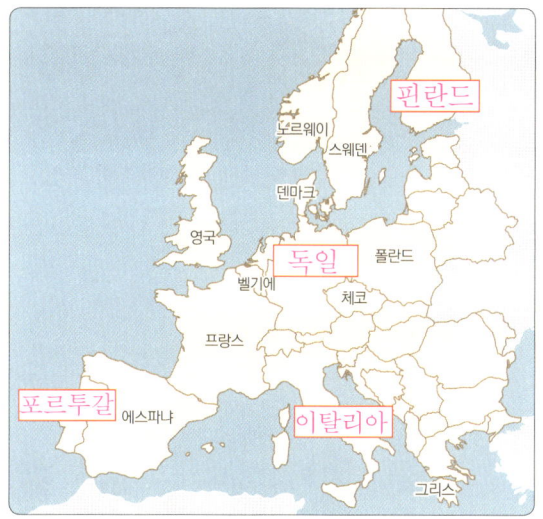

21일

 다음 문장의 글자를 아래 표에서 모두 찾아 ○ 표시해 보세요.

매일 꾸준한 뇌 훈련은 치매를 예방합니다

를	호	주	치	미	솔	매
안	매	정	반	시	준	는
공	장	뇌	재	명	남	초
요	예	나	일	라	당	한
훈	더	어	민	방	국	의
평	군	련	대	해	용	합
다	꾸	카	송	니	은	잘

 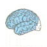 다음 그림을 보고 각각의 신체 부위에 해당하는 번호를 ☐에 적어 보세요.

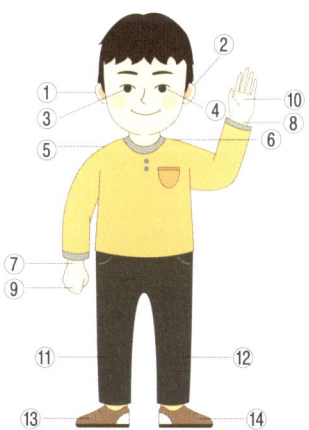

1. 왼쪽 손목	8	2. 오른쪽 발	11
3. 오른쪽 어깨	5	4. 오른쪽 무릎	2
5. 왼쪽 눈	4	6. 왼쪽 귀	13
7. 왼쪽 손	10	8. 오른쪽 눈	3

보기 를 여러 개 붙여서 아래 도형들을 만들었습니다. 이 사각형이 가장 많이 사용된 도형은 몇 번인가요? (4)

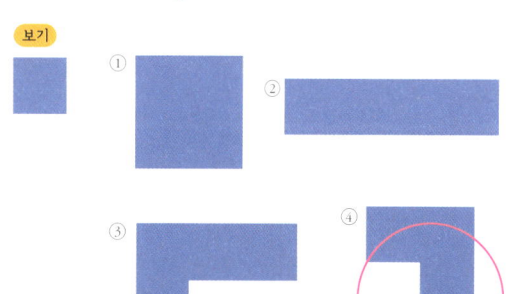

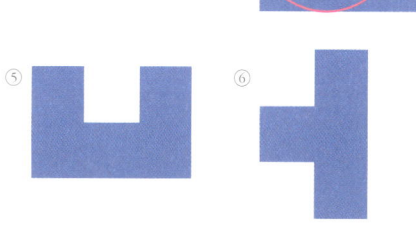

22일

날짜: 　년　월　일　요일　날씨:
시작 시각:　시　분　마친 시각:　시　분

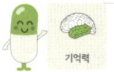 오늘은 우리나라 국기인 태극기를 그려 보겠습니다. 그림을 보면서 아래 칸에 똑같이 그려 보세요. 그리면서 모양과 색깔을 잘 기억해 두세요.

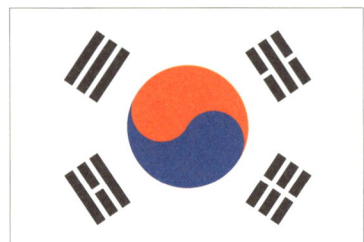

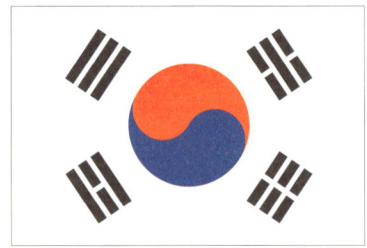

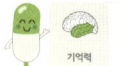 앞 장(86쪽)에서 태극기를 그려 보았습니다. 기억을 잘 떠올리면서 정확하게 다시 한 번 그려 보세요.

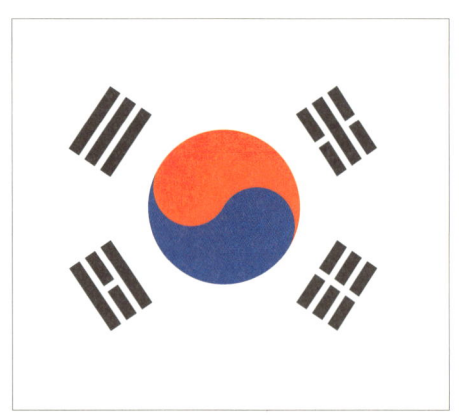

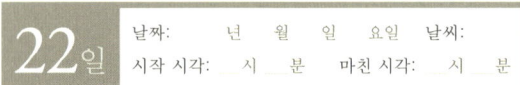 보기의 두 그림의 관계를 잘 이해해서 (　)에 알맞은 번호를 적어 보세요.

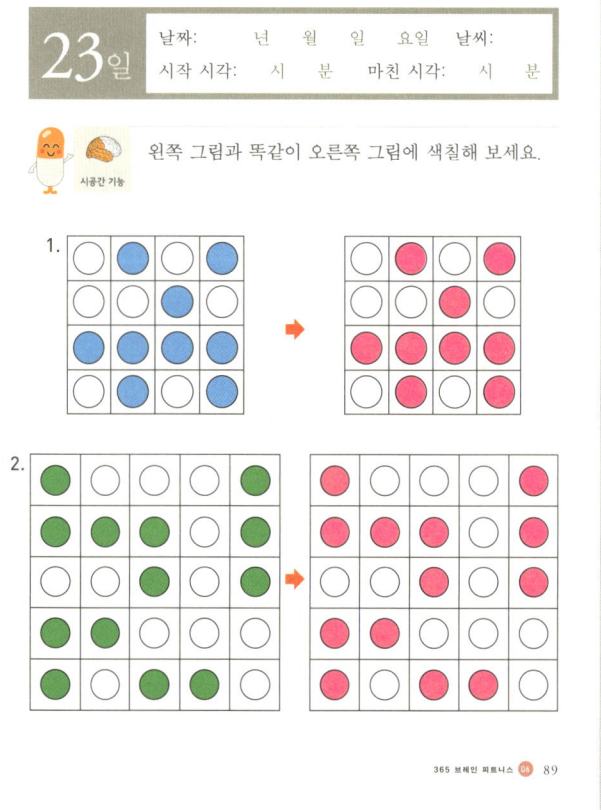

23일

날짜: 　년　월　일　요일　날씨:
시작 시각:　시　분　마친 시각:　시　분

왼쪽 그림과 똑같이 오른쪽 그림에 색칠해 보세요.

다음 중 슬픔과 어울리는 단어를 모두 찾아 ○ 표시해 보세요.

흑흑   허걱
빈둥빈둥
  으악
      글썽글썽
방실방실
  엉엉   하하하
히히호호   두근두근
  훌쩍훌쩍

 두 사람이 메뉴판을 보고 음식을 주문하고 있습니다. 음식의 가격을 계산해 보고, 두 사람 중 누가 얼마를 더 지불해야 할지 ( )에 적어 보세요.

■ 누가? (박 수연)
■ 얼마나 더 지불해야 하나요? (400 원)

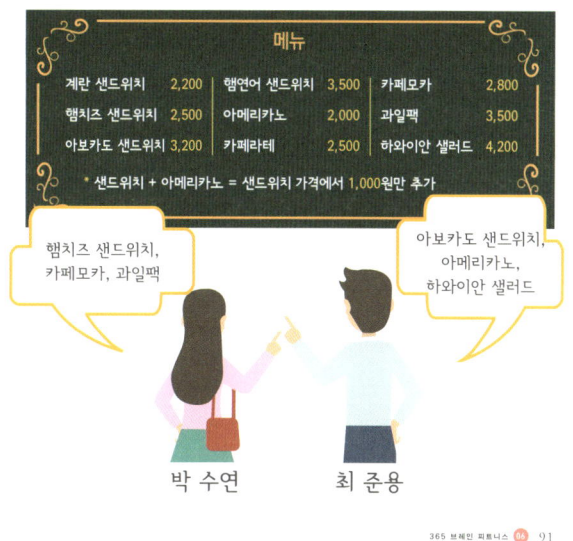

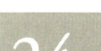 **24일** 날짜: 년 월 일 요일 날씨:
시작 시각: 시 분 마친 시각: 시 분

 이사를 한 노민자 할머니가 집 근처 노인정을 찾았습니다. 노인정의 할머니들은 노민자 할머니를 반갑게 맞아 주었습니다. 노민자 할머니는 다음처럼 자기 소개를 하였습니다. 할머니의 이야기를 잘 읽고 내용을 기억해 두세요.

안녕하세요. 이렇게 반갑게 맞아 주셔서 고마워요.
저는 노민자라고 해요. 노원구 상계동에서 살다가 직장에 다니는 딸의 육아를 도우려고 딸 집 근처인 여기 잠실로 이사를 오게 되었어요. 상계동에서 한식당을 30년 동안 운영했었는데, 작년에 무릎 수술을 받고 그만두었지요.
손녀딸이 아직 어리긴 하지만 어린이집에 다니고 있으니, 시간 날 때마다 노인정에 오려고 해요.
좋은 관계 잘 유지했으면 좋겠습니다. 나중에 여기 계신 분들께 황태북엇국 맛있게 만들어 대접할게요.
반갑습니다.

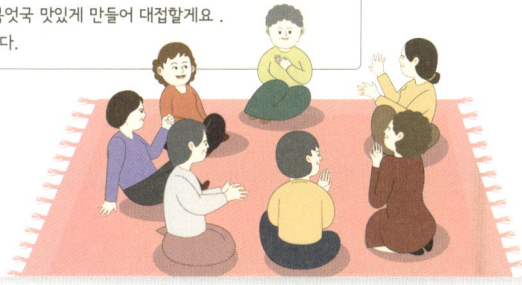

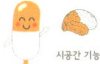 시은이가 할머니와 함께 퍼즐을 맞추고 있습니다. 퍼즐판을 보고, 아래의 그림들이 어느 자리에 들어가야 할지 선으로 이어 보세요.

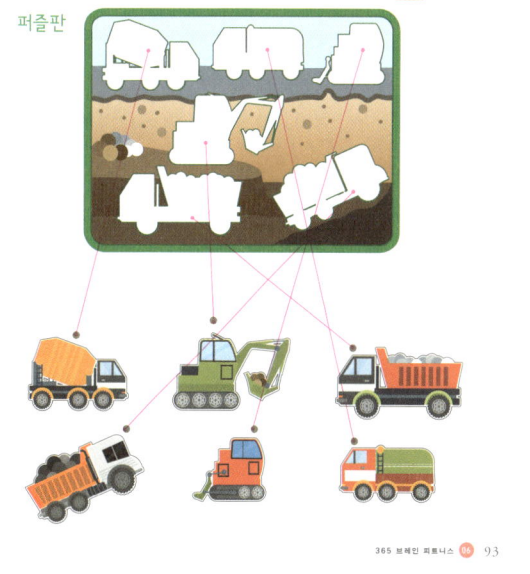

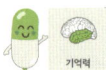 앞 장(92쪽)에서 노민자 할머니에 대해 기억한 내용을 떠올리며 다음 문제를 풀어 보세요.

1. 노민자 할머니에 대한 설명으로 틀린 것은 몇 번인가요?
(**3**)

① 잠실로 이사를 왔다.
② 30년 동안 한식당을 운영했다.
③ 작년에 고관절 수술을 받았다.
④ 손녀가 어린이집에 다니고 있다.

2. 노민자 할머니가 전에 살던 동네는 어디였나요?
(**노원구 상계동**)

3. 노민자 할머니는 노인정 식구들에게 어떤 음식을 대접하기로 했나요?
(**황태북엇국**)

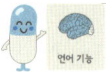 **25일** 날짜: 년 월 일 요일 날씨:
시작 시각: 시 분 마친 시각: 시 분

 다음 ( )에 들어갈 동물을 보기에서 골라 적어서 속담을 완성해 보세요.

보기 곰, 코끼리, 닭, 소, 고양이, 개구리, 송아지

1. 못된 (**송아지**) 엉덩이에 뿔 난다.
2. 얌전한 (**고양이**) 부뚜막에 먼저 오른다.
3. (**소**) 잃고 외양간 고친다.
4. 우물 안 (**개구리**).
5. 재주는 (**곰**)이 넘고 돈은 주인이 받는다.
6. 장님 (**코끼리**) 말하듯 한다.
7. (**닭**) 쫓던 개 지붕만 처다본다.

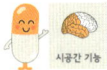 대나무 숲에 동물들이 숨어 있습니다. 모두 찾아 ○표시하고(총 5마리), ( ) 안에 이름을 적어 보세요.

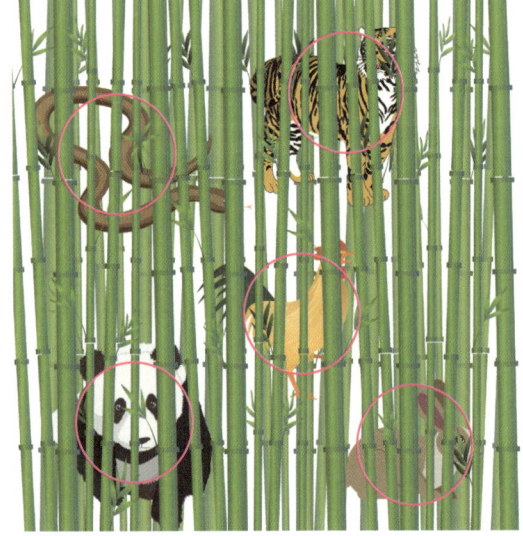

(**뱀**), (**호랑이**), (**닭**), (**팬더**), (**토끼**)

다음 중국집 메뉴판을 보고 질문에 답해 보세요.

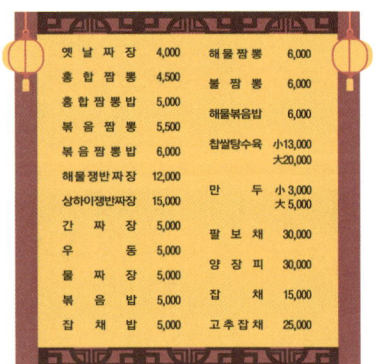

1. 옛날짜장, 해물짬뽕, 간짜장을 주문하면 가격이 얼마인가요?
(**15,000** 원)
2. 찹쌀탕수육 小, 잡채, 볶음밥을 주문하면 가격이 얼마인가요?
(**33,000** 원)
3. 해물쟁반짜장, 찹쌀탕수육 大, 양장피를 주문하면 가격이 얼마인가요?
(**62,000** 원)

26일

날짜: 년   월   일   요일   날씨:
시작 시각: 시   분   마친 시각: 시   분

다음 모양을 잘 기억한 다음 뒷장(100쪽)으로 넘겨 문제를 풀어 보세요.

1.   2.

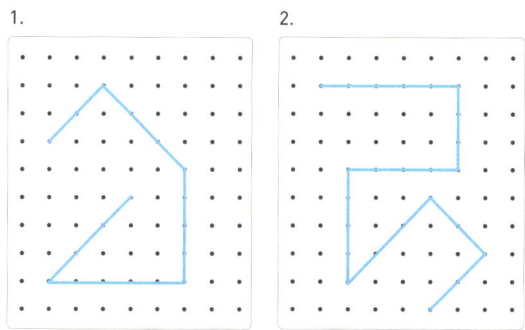

다음에서 파리()와 개미()를 모두 찾아 ○ 표시해 보세요. 단, 파리만 찾아서 표시하거나, 개미만 찾아서 표시하시면 안 됩니다. 한 줄씩 순서대로 보면서 표시하셔야 합니다.

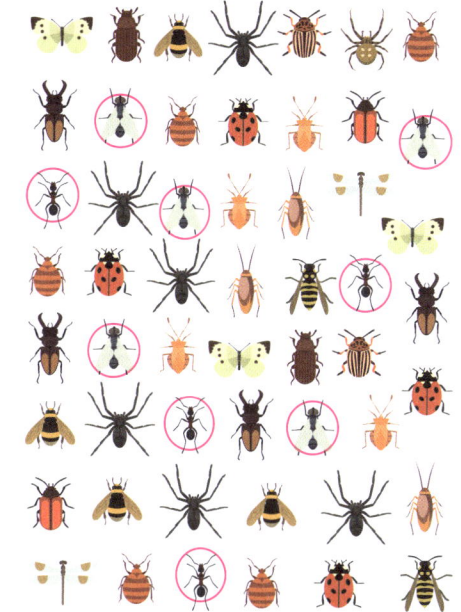

앞 장(98쪽)에서 기억한 모양을 떠올리며 빠진 부분을 그려 보세요.

1.   2.

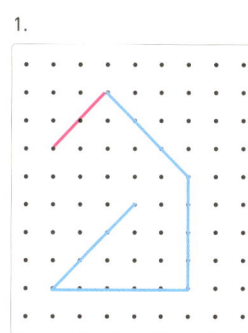 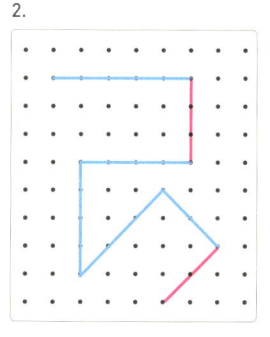

27일

날짜: 년   월   일   요일   날씨:
시작 시각: 시   분   마친 시각: 시   분

다음 숫자들 가운데 '7'을 포함하고 있는 숫자에는 ○를, '5'를 포함하고 있는 숫자에는 △로 표시해 보세요. 두 가지 다 포함하는 경우라면 ○, △를 같이 표시해 보세요.

14	27	35	79	55	21	19
79	25	68	72	15	57	93
24	26	76	13	69	74	37
87	17	83	95	61	90	23
11	42	75	43	10	53	65
45	72	14	33	47	99	20
18	47	98	70	52	13	49

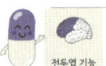 전두엽 기능 | 다음 도형들이 변화하는 규칙을 잘 이해해 보세요. 그리고 ?에 들어갈 도형을 찾아 ○표시해 보세요.

1.
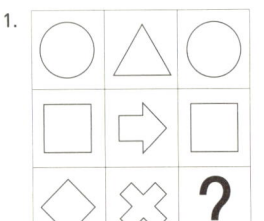
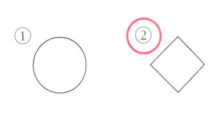
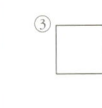

2.
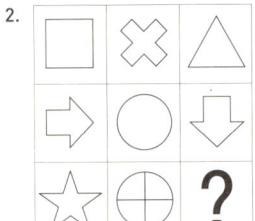
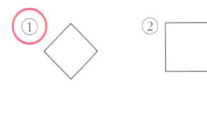
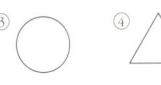

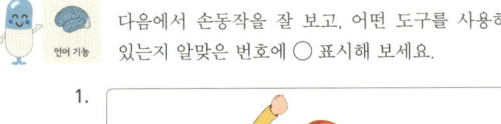

언어 기능 | 다음에서 손동작을 잘 보고, 어떤 도구를 사용하고 있는지 알맞은 번호에 ○표시해 보세요.

1.
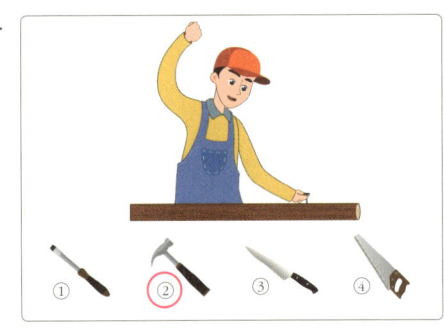

2.
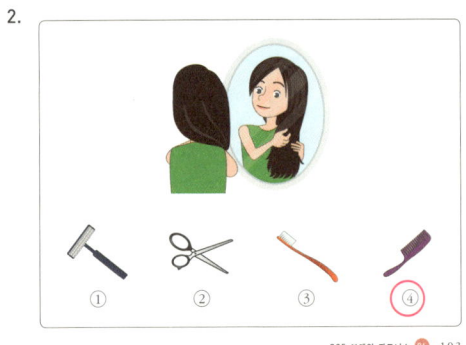

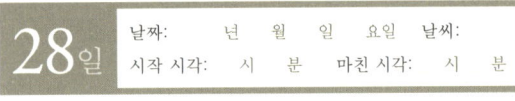

28일 날짜: 년 월 일 요일 날씨:
시작 시각: 시 분 마친 시각: 시 분

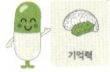 기억력 | 다음 메뉴판을 보고 어머니, 아버지, 당숙이 식사한 메뉴와 칼로리를 ( )에 적어 보세요. 그리고 내가 먹을 메뉴를 자유롭게 정하여 메뉴와 칼로리를 적어 보세요.

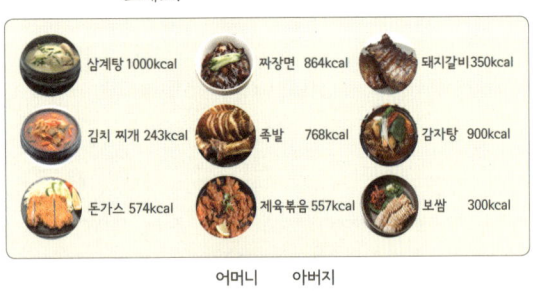

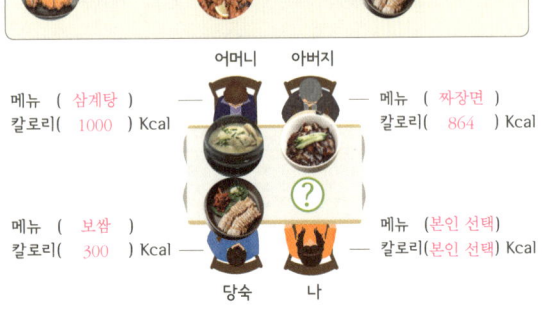

어머니
메뉴 (삼계탕)
칼로리(1000) Kcal

아버지
메뉴 (짜장면)
칼로리(864) Kcal

당숙
메뉴 (보쌈)
칼로리(300) Kcal

나
메뉴 (본인 선택)
칼로리(본인 선택) Kcal

시공간 기능 | 다음 그림에 들어가지 않는 도형을 모두 찾아 ○표시해 보세요.

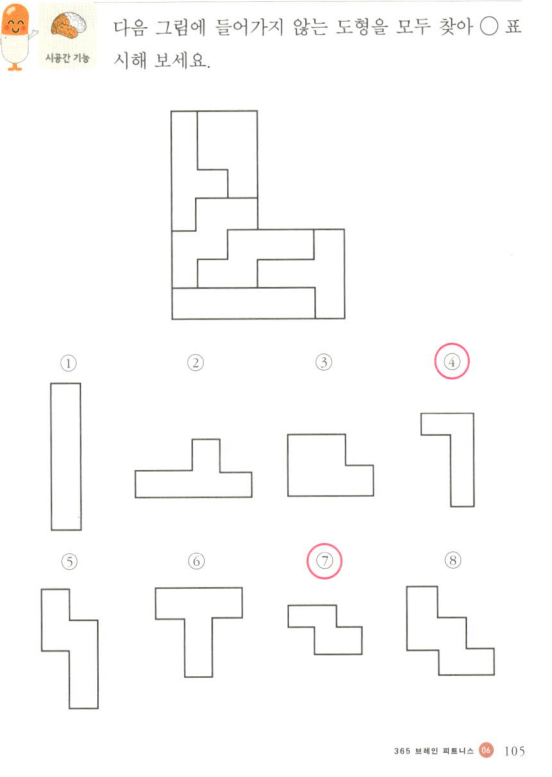

기억력 앞 장(104쪽)에서 어머니, 아버지, 당숙과 함께 식사를 하였습니다. 기억을 떠올려 메뉴를 (   )에 적어 보세요.

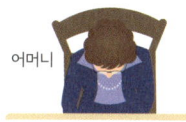

(삼계탕) (짜장면)

(보쌈) (본인 선택)

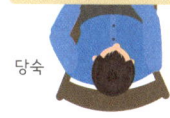 당숙 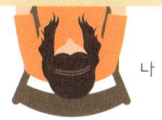 나

■ 나를 제외한 3명 중에서 칼로리가 가장 높은 음식을 먹은 사람은 누구인가요? (어머니)

29일

날짜: 년 월 일 요일 날씨:
시작 시각: 시 분   마친 시각: 시 분

 주의력 다음 그림을 다양한 색깔을 사용하여 예쁘게 색칠해 보세요. 그림에 정답은 없습니다. 마음에 드는 색을 선택하여 자유롭게 그려 보세요.

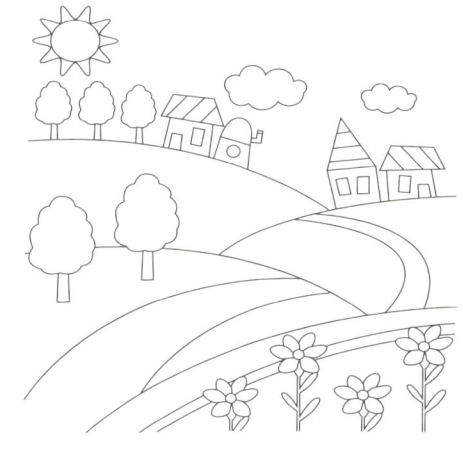

  언어 기능 다음에서 숨어 있는 지명을 찾아 ○ 표시해 보세요.

나	감	부	성	책	제	기	남
마	혼	공	졸	편	주	쇄	해
산	용	남	서	울	비	꼬	신
돌	여	수	도	초	이	강	통
진	날	부	산	마	대	희	숙
강	릉	오	판	행	구	민	집
번	해	이	글	칠	정	옥	대
문	용	울	산	새	년	깡	전

  전두엽 기능 다음 그림은 어떤 규칙에 따라 배열되어 있습니다. ?에 들어갈 것은 몇 번인가요? (3)

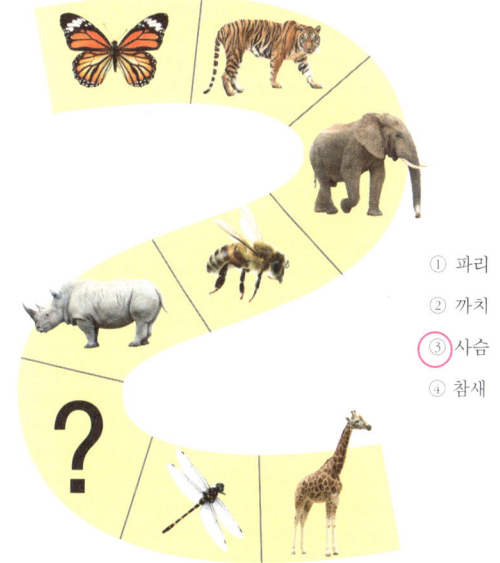

① 파리
② 까치
③ 사슴
④ 참새

365 브레인 피트니스 정답 06 23

30일

날짜:　　　년　월　일　요일　날씨:
시작 시각:　　시　　분　　마친 시각:　　시　　분

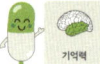 다음에는 다양한 그릇이 놓여 있습니다. 그릇의 모양과 위치를 잘 보고 기억해 두세요.

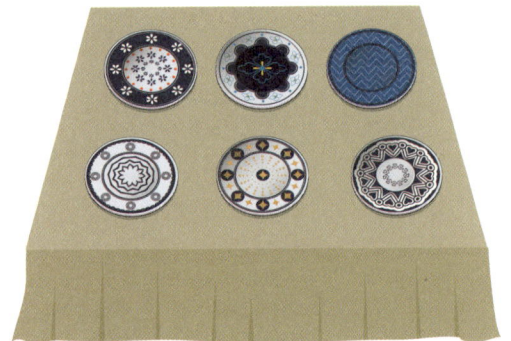

 다음 글자들 가운데 한 번만 적혀진 글자를 찾아 ○ 표시해 보세요.

남	졸	요	한	력	다	잡	일
팔	생	날	대	팔	통	립	하
립	한	일	복	하	민	일	대
잡	통	민	요	날	팔	생	야
대	하	다	력	생	요	남	졸
야	민	통	일	요	졸	립	통

앞 장(110쪽)에서 기억한 접시 그림을 떠올리며 (　)에 들어갈 접시 번호를 적어 보세요.

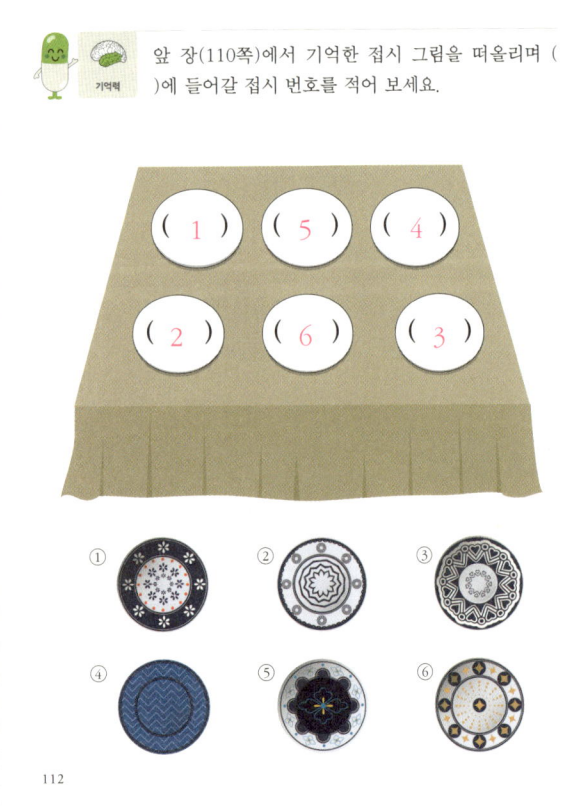

매일매일 뇌의 근력을 키우는 치매 예방 문제집

365 브레인 피트니스 06

초판 1쇄 펴낸날 | 2018년 11월 30일
초판 2쇄 펴낸날 | 2021년 6월 18일
지은이 | 박흥석 · 안이서 · 이혜미
펴낸이 | 유은실
펴낸곳 | 허원미디어

주소 | 서울시 종로구 필운대로7길 19(옥인동)
대표전화 | (02) 766-9273
팩시밀리 | (02) 766-9272
홈페이지 | http://cafe.naver.com/herwonbooks
출판등록 | 2005년 12월 2일 제300-2005-204호

ⓒ 박흥석 · 안이서 · 이혜미 2018

ISBN 978-89-92162-74-6 14510(세트)
　　　978-89-92162-81-4 14510

값 12,000원

이 도서의 국립중앙도서관 출판예정도서목록(CIP)은 서지정보유통지원시스템 홈페이지(http://seoji.nl.go.kr)와 국가자료공동목록시스템(http://www.nl.go.kr/kolisnet)에서 이용하실 수 있습니다.(CIP제어번호: CIP2018038452)

* 잘못 만들어진 책은 구입하신 곳에서 교환해 드립니다.
* 이 책 내용의 일부 또는 전부를 재사용하려면 반드시 도서출판 허원미디어의 동의를 얻어야 하며 무단복제와 전재를 금합니다.